除了野蛮国家，整个世界都被书统治着。

Work. Pump. Repeat.:
The New Mom's Survival Guide to
Breastfeeding and Going Back to Work

# 背奶
# 可以很轻松
## 新手妈妈高质量哺乳、重返职场指南

［美］杰茜卡·肖托尔（Jessica Shortall） ／ 著

朱晓琳 ／ 译

人民东方出版传媒

东方出版社

# 推荐语

"新晋作家肖托尔用笔弹出了完美的音符，并且用一种轻松、纪实的笔触描写各种事物，从'色情片明星一样的乳房'到一边开电话会议一边泵奶……这些信息只有好闺蜜才会和你在吃饭时或者坐在沙发上闲聊时分享——你知不知道可以把咖啡杯放在微波炉里加热，然后把奶泵到咖啡杯里？但并不是每个妈妈都有这样的好朋友。对于重返职场的妈妈们，这些实用的诀窍整理成的文字真是天赐之物，因为她们实在没有时间出任何差错。"

——《出版人周刊》"精彩书评"（*Publishers Weekly* "starred review"）

"这本书对于重返职场的哺乳妈妈们来说，是一个不可思议的资源宝库。同时对于和背奶妈妈们一起工作或者生活的人来说，这也是一本必读书，甚至包括男士。杰茜卡的个人魅力自始至终贯穿此书，她风趣幽默又真诚实在，让你抑制不住地开怀大笑，同时又觉得自愧不如。当杰茜卡在我们那次'臭名昭著'的尼泊尔旅行期间坐在车里泵奶时，我当时根本不知道她会为女性、经理和雇主们发掘生活里最有价值的一课。"

——布莱克·麦克斯基（Blake Mycoskie），TOMS 鞋业公司创建人和首席执行官

"当你在读杰茜卡·肖托尔的书时，你感觉好像一位古怪精灵、胸怀宽广的朋友坐在你的身边，给你讲述职场背奶的各种故事，有的令人捧腹大笑，有的令人黯然伤神。总之，这是一部关于职场背奶的百科全书。我非常有信心推荐给我的客户！"

——伊莱恩·麦吉（Elaine McGhee），母婴网络媒体 www.ThriveMomma.com 创始人

"肖托尔可以做到用一种不卑不亢的方式让人在捧腹大笑的同时又获取知识，只有亲身经历过的人才能做得到……她最终给我们提供了海量信息。我把此书描述为'产后令人顿生尿意般有趣的书'。我不但想要给我那些马上重返职场的妈妈朋友们送这本书，并且还要送给我的同事们。"

——职场妈妈组织（Liberating Working Moms）

"作为国际认证哺乳顾问，我们了解泵奶的原理以及母乳是如何分泌的。但是没有人能比一个亲身经历过的妈妈更能了解如何身体力行背奶以及其背后精神上的付出！杰茜卡·肖托尔的这本书正好填补了一个有需求的领域。基于她的亲身经历，她提供了其他书所没有的实际操作经验。"

——辛迪·勒克莱尔（Cindy Leclerc）& 亚娜·斯托克姆（Jana Stockham），注册护士和国际认证哺乳顾问，母婴网站 NuuNest 的联合创始人

"我是以一个母乳喂养孩子的职场妈妈和国际认证哺乳顾问的双重身份来读这本书的的。这本书里的信息从哺乳期的科学角度来说是非常准确的，说的是压力巨大的职场妈妈们完全可以理解的语言，完全没有晦

涩的专业术语。肖托尔女士用一种写实的笔触来描写，完全没有粉饰哺乳和工作的实际情况。她提醒我们母乳喂养不是一个非此即彼命题，也不会有某些人的母乳喂养胜过其他人的情况。写得好极了！"

——罗宾·罗奇-波尔（Robyn Roche-Paull），护理学士，注册护士和国际认证哺乳顾问，《脚蹬作战靴哺乳》（*Breastfeeding in Combat Boots*）的作者

"这是准背奶妈妈们的必读书。就背奶妈妈们所面临的挑战和回报，杰茜卡·肖托尔提供了一个集全面性、实操性和可读性于一体的指南。她机敏地回避了争议和评判，列出了职场妈妈需要了解的信息，甚至是她们都没有意识到她们应该了解的知识。"

——J.J. 基思（J.J. Keith）《母亲时代》（*Motherhood Smotherhood*）的作者

"对于那些想一边给孩子哺乳一边继续职场生涯的女性来说，这本书是她们书架上必备的值得信赖的指南书。我之所以高度推荐这本书，是因为它专注于背奶这个领域，并且全面探讨了这一冒险行动的现实情况。"

——D. 多诺万（D.Donovan），中西部图书评论机构的资深电子书评论家

"我读过一个测试版本，这本书非常非常棒——作者称之为'绝不妄加评判'，的确没有开玩笑。这本书充满了实用和详实的建议。"

——母婴网站 Breastfeeding Without BS

谨以此书献给每位背奶妈妈——曾经坐在公共厕所的马桶盖上，膝盖上顶着一个吸奶器。

# 致谢

　　我把这本书称作写给职场妈妈们的情书。但就很多方面而言，写这本书的过程可以说是在给我自己写情书，是朋友们和许多陌生人促使这本书面市。感谢职场妈妈们和人力资源的专家们抽出时间和我分享你们的智慧，以及为了背奶战斗的故事。

　　感谢我所热爱的 TOMS 公司的同事们。你们容忍我消失在储物间，开会早退，开电话会议时泵奶，在公司的冰箱里存奶。我从不怀疑你们支持我给孩子背奶。同时感谢你们向我问母乳喂养的问题时适可而止，而不是问许多奇怪的问题。

　　感谢坎迪丝·凯斯莱克（Candice Kislack），在我们去尼泊尔那次史无前例的出差中，你就是我的救命索。每个人都应该有一个像你这样的上司和朋友。

　　感谢卡伦·博彻特（Karen Borchert）和凯特·卡纳莱斯（Kate Canales），在这本书成型前对我的信任，并且和我的妹妹艾安西（Ianthé）一起，收看我的短信，容我分享为人母的每一件令人惊叹的事情。

　　感谢每一位联系人、我的全力支持者、博主们、投资人、志愿读者以及喜欢这本书的推广人，这些人多到难以统计。我发自内心地感激每个人。感谢我的责任编辑霍莉·多尔斯（Holly Dolce）和 Abrams 出版社的团队。感谢蒂法妮·加拉格尔（Tiffany Gallagher），一位有资格认证的哺乳顾问，她既是文字编辑又是技术顾问，她的努力使得这本书更棒了。还有苏·托特（Sue Toth），她同意我保留了牛津逗号。还有我的志愿读者们，他们创造了奇迹：泰勒·斯金纳（Taylor Skinner），珍妮·马吉克（Jenny Magic），埃琳·奥尔森（Erin Olson）和蒂法妮·加利根（Tiffany Galligan）。

感谢我的经纪人，DCL 经纪公司的艾米·休斯（Amy Hughes）。她也是在储物间为宝宝泵奶的妈妈。感谢她对我和这本书的信任，感谢她致力于为这些故事和书中要传达的信念找寻合适的出版方。

感谢专家们眼光敏锐发现了这部书稿：考特妮·W. 皮克林（Courtney W. Pickering，医学博士），罗宾·罗奇－波尔（护理学专家，美国注册护士，国际泌乳顾问），辛迪·勒克莱尔（美国注册护士，国际泌乳顾问），以及简·斯托克姆（Jana Stockham，美国注册护士，国际泌乳顾问）。

感谢我的家庭（包括没有血缘的姻亲），你们总是毫不保留地支持我追求的梦想。尤其感谢我的丈夫克莱（Clay），他坚信这本书的价值以及我所做的任何努力。还有我的孩子奥蒂斯（Otis）和埃塔（Etta），他们简直太神奇了！最后，感谢每个机场的安检员，他们总是让我通过安检，而不是拆开我的吸奶器或检查奶液，他们才是真正的英雄。

# 目 录

引言 /001

## SECTION 1　背奶之前做好崩溃的准备

01　泌乳的基础知识 /011

02　遇见你的吸奶器 /015

03　泵奶培训学校 /027

04　奶瓶和冷藏 /032

05　泵奶时装 /049

06　在办公室哺乳的权利 /053


## SECTION 2　背奶和工作，鱼和熊掌不可兼得？

07　哺乳期间，如何恢复工作状态？ /061

08　和上司聊聊乳房 /072

09　创建泵奶的良好工作环境 /094

10　挑战：在陌生的地方泵奶 /106

## SECTION 3　除了泵奶，还有旅行和远方

11　出差途中泵奶　　　　　　　　　　　　　　　/123
12　欢迎加入高空泵奶俱乐部　　　　　　　　　　/129
13　和宝宝一起旅行　　　　　　　　　　　　　　/141

## SECTION 4　突发状况再糟糕，天也不会塌下来

14　找到适合自己的母乳喂养方式　　　　　　　　/151
15　断奶　　　　　　　　　　　　　　　　　　　/161
16　应对意外　　　　　　　　　　　　　　　　　/173
17　五味杂陈的泵奶感受　　　　　　　　　　　　/192
18　有关背奶的资源库　　　　　　　　　　　　　/212

译后记：请给母爱一个包容的空间　　　　　　　　/219

# 引言

我有一个想法：我们生了孩子不久，每天几次用吸奶器从身体里吸出乳汁，同时还在做一些劳神费力的工作。当我们筋疲力尽的时候还在泵奶，焦虑、紧张、茫然不知所措——就是试图向老板证明我们"回来"了。

究竟谁肯这样做呢？看看这些刚开始的背奶族：

一个警察："我是在车里泵奶，在停车的地方，我要从一条小河的河床里找回一具谋杀案遇难者的骨架。"

一位老师："我泵奶时遭遇过两次有人闯进来，尽管挂着'请勿打扰'的标志。两人都是男性，一人退出去了，另一个一直待在里面聊天。"

一位媒介总监："我的泵奶时间一般要三十分钟。因为要泵奶，我经常不得不从长达一个小时的会议中途出去，边泵奶边打电话参加后半部分的会议。"

一位医院的大夫："我不得不在答题的时候泵奶，或者打电话的时候，或者吃午饭的时候。有一次我忘记带奶瓶了。我只好把奶挤在了接尿杯里，我发誓尿杯是无菌的。"

我："我是有两个孩子的职场妈妈。我带第一个孩子时，一边工作一边哺乳成为我职业生涯最艰难的经历。"

重返工作后坚持哺乳是我特别想做的事情。但是它带给我更多的焦虑、罪恶感，比抚养孩子的任何其他事情都让我茫然失措。在我已经体力难支的阶段，这实在是个体力活儿：带着超重的背奶设备和母乳，奔波于会议和泵奶之间，寻找一个可以泵奶的私密空间。

它也很容易让我产生情绪，因为伴随着各种事后评论。它耗时，让人身心交瘁、焦虑、压力倍增。成为某人的唯一（或主要）营养源是一件艰难的工作。

但我觉得很值得做。我尽力去做好这件事。在公司，我是第一个生孩子的女性，既无前例可以借鉴，也没有可以商量的高参。在我给儿子背奶的九个月里，我国内外出差大约十二次。我泵奶的地方五花八门：储物间、飞机舱内、发展中国家的边远地区。为了冷藏母乳，我和机场安检的工作人员吵架。我泵奶的时候盯着儿子的照片，想让身体多生产几滴母乳，也会泪洒这些照片。每天我都会带着母乳回家，几分骄傲、几分宽慰。

我计算泵出的每一盎司奶，同时担心儿子会喝超我某天泵奶的定量。九个月都是这么熬过来的。终于有一天，我醒来，感觉自己就像放完了气的充气罐，于是不背奶了。

边工作边背奶的方式千千万万，可能会让你茫然失措并且困惑：怎么做一个母乳储存包？怎么找到既适合上班又可以泵奶的衣服？怎么和上司讲你的需求？怎么抢占和清理适合泵奶的任何空间？但从来没有人为我们这些三面手妈妈们（工作／抚育孩子／生产母乳）匆匆写下几笔。

这个世界充溢着越来越多的育儿书籍、图片分享网站的信息板和妈妈们的博客。还有一沓沓的书籍告诉我们怎么能怀孕，怀孕期间怎么做？怎么生孩子、看护婴儿、训练孩子睡觉？在瞬息万变的社会里如何养孩子？这些书充溢着各种观点（经常相互矛盾），用或者正确或者错误的方式教你去做所有这些事情。可你仍然得摇着显示你怀孕的测孕棒问：为什么如此庞大的母婴产业却不能告诉我如何在职场哺乳？

这些书的大部分都粉饰了哺乳的艰辛。至于边工作边哺乳，如果运气好的话或许书里会提到一段。看看大部分哺乳类书籍的封面吧，你可以看到一个妈妈的画面，穿着睡袍，胸前抱着她的宝宝。对一个职场妈妈来说，这幅画面最开始的几周可能适用（尤其是穿着睡袍的样子），但是长久的现实场景很可能是：手拿吸奶器躲在储物间，或者边参加电话会议边搅拌一锅食物，或者边哺乳边用脚踢着（温柔而充满爱意的）一个蹒跚学步的小家伙走出厨房。这会让封面的画风显得杂乱，但这就是事实。

我认为造成这个问题的主要原因是，大部分哺乳教育都只是关注哺乳早期。这个时期哺乳经常是令人困惑的、痛苦的，让人筋疲力尽。

而比较新的现象是，许多女性一个接一个手持吸奶器回到职场，这些就没有反映在哺乳书籍里了。我采访的许多哺乳期的职业女性持有相同观点，即对于哺乳期的妈妈群体，办公室的泵奶配套设施服务太不人性化了。这也是我写本书的主要动机。

## ● 你可以从本书中发现什么

对我来说，只有从其他的职场妈妈那里才能获取这些实用、真实、有趣的信息。只有她们才有战斗的故事和圈内人见解深刻的计谋。妈妈们重返职场时已经备感压力大，哺乳和工作再迭加在一起，便会体会到其中的罪恶感、压力和焦虑。而只有她们才能笑对所有事情，即便世界上其他人根本不会发现其中有丝毫的可笑之处。

所以我可以给新一代妈妈们的盘子里放的东西太多了！全是直击痛点的资源，可以补充业已存在的哺乳类书籍。我不准备教你足球式抱法、哪种吸奶姿势好，或者给你一个增加奶量的烹调菜谱——这些市面上都已经有了，你应该读一下这些书。我能给你的是以下市面上没有的信息：

·边上班边哺乳的妈妈们的实用工具：背奶设备、可以驾驭职场的技巧、处理问题的策略。

·洞悉你在职场的权利和责任，以及如何与你的老板谈论这个话题。

·其他职场妈妈的故事，可以让你哭、让你笑，让你局促不安（或者这三种都包含了）；帮助你驾驭自己的具体情况；提醒你不是一个人在应付。

·平衡繁忙工作和泵奶的技巧。

·对职场哺乳妈妈们常有的焦虑和压力给予诚实的、客观的支持。

这些建议来自于我的个人经历、其他几百位职场妈妈的经历，以及一些人力资源专家的观点。

为了写这本书，我邀请职场妈妈们一起共进午餐。和她们电话里聊天，发邮件，用网络电话聊天。当我问她们"对你来说，一边哺乳一边上班的感受如何"这个问题时，她们哭了，我也哭了。我们一起大笑，甚至有点遗尿，呈现真实的刚生完孩子的状态。

许多人告诉我哺乳虽然有起起落落，但它是一个非常积极的经历。她们都对自己身体的能量感到惊奇，她们喜欢即使上班了也能继续给孩子做些事情。结束了一天漫长的工作或者出差后，她们珍惜和孩子的重逢。

我很荣幸她们愿意和我分享自己的故事。在这本书里，你可以发现这些女性的集体智慧。她们都很现实，都有自己的奋斗目标，努力给孩子们提供母乳。有的人数月或数年如此。有的人数日或数周如此。这些女性中的大部分在哺乳和工作之间挣扎，但是几乎每个人都为自己拿出了最佳状态而骄傲。她们每个人都应该得到奖励，比如一杯她们喜欢的饮料和整整一小时无人打扰的时间。

只有这些职场妈妈们可以提醒你多买几套吸奶器的配件，以免你忘记了带其中一个配件，而不得不把奶挤到密封塑料袋或者咖啡杯里（你可以用办公室的微波炉蒸汽法给替代品消毒）。

她们知道在桌子抽屉或文件柜里放几件备用衣服的重要性，尤其在你因为乳房溢奶而弄脏衬衫时。她们可以告诉你如何应对来自同事的压力，包括来自人力资源经理和其他停止背奶的女同事。她们知道正全神贯注泵奶时突然有人意外闯进来的内心感受。这些人可能是公司合伙人、公司CEO、一个客户，或者哈林花式篮球队员（不是玩笑）。

她们知道当出差回来时在机场，如果安检人员要打开一包母乳检查时如何给安检人员解释。她们可以告诉你如何在颠簸移动的汽车里、飞机上，以及没有门锁的储物间里泵奶。

事实是：我们随机应变发明了各种解决方案。我们都怀疑自己并且担心无计可施。但是妈妈们很聪明，并且善于解决问题。把我们的解决方案归纳到一起，就可以帮助无数个新妈妈尽可能没有痛苦地继续这项工作。

一边哺乳一边工作很不容易。我不知道你是否会遇到一个职场妈妈讲的故事完全不同，但是你可以做得到，这本书也可以帮到你。


## ● 这是一个没有评判的地带

我写这本书假定的前提是你爱自己的孩子，你花了许多努力和精力去学习如何做一个新妈妈。孩子的一声"妈妈"就足够了。这就是给妈妈最好的颂歌。我花了很长时间让自己相信这个道理：你作为母亲的价值不是用盎司来计量的。

如果你拿着这本书，我猜想有两件事是准确的：第一，你已经听说并且汲取了许多关于哺乳好处的信息，既有益于孩子，也有益于你自己。第二，你知道母乳和配方奶粉的区别。我不是要说服你去做什么。我在这儿，你在那儿，我们在书中相遇。

在这本书的字里行间你看不到评判（除非是那些混蛋，才粗暴地对待你泵奶，或者试图因为你决定哺乳而羞辱你）。我希望你通过自己的努力找到工作和做母亲的平衡。是否哺乳？哺乳一周或两年？无论你选择什么，你都是孩子可以依赖的最棒的妈妈。

## ● 得到支持

我读过许多关于哺乳的书。我欠这些书一个感谢，谢谢它们帮我找到抚养新生儿的技巧。这些书包括《女性特有的哺乳艺术》《哺乳妈妈指南》。当你困惑于哺乳抱姿、涨奶、供奶、保存母乳、安置母乳以及如何解决许多常见问题时，这些书简直是金矿。我建议你手头应该备上一两本这样的书。

我不是一个哺乳领域的专家或医生。如果你需要医生的建议，或你从一开始就想学习怎么哺乳，请咨询专业人士。

我也从许多鲜活的信息源受益颇多。尽管你不得不在陌生人前，在胸前抱着一个脏兮兮的椰菜娃娃。胎儿期的哺乳培训班可以揭开这个过程的一些神秘面纱。和哺乳顾问、儿科医生、支持哺乳志愿者聊聊，也让我受益良多。

在这本书里，我将用哺乳专业人士这个包罗甚广的词语泛指各种哺乳培训师。你身边有许多专业人士和志愿者。在第十八章，你可以找到由一位哺乳顾问写得非常全面的概括，涉及各种支持哺乳的资源。

有许多专家可以帮助你。这本书永远不可能取代这些专家。我求助的有些专家拯救了我的生活，而有的专家则完全不适合我。你需要自己找出适合你自己、你的生活方式和哺乳方式的专家和资源。对于那些不尊重你的需求和抚养孩子的哺乳方式的专家，要有勇气转身离开他们。

找到了正确的支持者就要坚持下去。如果原本应该帮助你的人让你感觉自己像一个废物，你就应该开始寻找新的帮助者。

不过当你要了解如何熬过一个漫长的工作日，而不用冲洗泵奶配件时，我就可以帮到你了。我万分高兴可以和你分享几百个妈妈从哺乳和工作过程中学到的心得体会。

你不必完美，因为从未有人可以做到这一点。但是我希望当你读完这本书时，你能受到教育，可以掌控局势，感觉有人支持你全力以赴。

## ● 关于文风的备注

这本书是为所有父母写的：不论单亲或者离异的，已婚或者未婚的，异性家庭或者同性家庭的。当谈论到没有哺乳的母亲时，我用的词语是"配偶"，为了文体简单流畅，我用的是指男性的"他"，但不是有意把任何父母亲或者家庭结构排除在外。

# SECTION 1
## 背奶之前
## 做好崩溃的准备

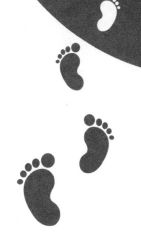

在你回去上班之前，你可以平静下来，不焦虑，调整好身心状态。这里的内容都是有关具体细节的，如泵奶技巧、泵奶需要的配件和衣服，等等。如果可能，请你在怀孕的时候或者休产假的时候就阅读这一部分，这样你就可以有一个好的开端。当你打好了这些基础，在第二到第四部分，我们会讲到如何实践兼顾工作和哺乳。你可以得到许多职场妈妈们的建议。正是她们的智慧支撑了这本书。

# 01　泌乳的基础知识

## ● 供给和需求

　　简言之，泌乳归结到底就是供给和需求的问题。你让自己的身体每天持续产出乳液。虽然多少有点小误差，但你不得不想方设法每天产出满足宝宝需求的母乳，以便能持续泌乳。

　　你要依赖至少一本关于哺乳的书籍和数个哺乳的网站（请参阅第十八章资源列表）作为你的兵器库。这些资源可以教会你哺乳时如何让孩子贴近胸部哺乳，正确的哺乳姿势，以及应对乳腺堵塞、乳腺炎等。这些都很重要。我不会试图做类似的事情。但是为了在工作和哺乳之间游刃有余，我认为有必要涉及一些泌乳的基础知识。

　　当你的孩子吮吸和压紧你的胸部找奶时，你身体的反应（对多数妇女而言）就是泌乳。不仅如此，当你的孩子开始更费劲、花费更长时间吸奶，要求更多母乳时，你觉得自己已经到达极限，无法满足这个小家伙。你的身体会读取这些信息，逐渐分泌更多的乳汁。

　　这个供给需求增长的身体变化不会立刻显现出来，而是一个循序渐进的过程。有时候你可以从孩子的表现看到这个变化——比如有一个持续两天的井喷式增长时期，你感觉简直就像给一个"吸血鬼"喂奶。但是有时你感觉不到这个变化，可是它依旧在暗地里发生。

　　在你重返工作之前，如果你泵奶的时候不多，甚至不会意识到这个变化，因为每次哺乳时，你看不到孩子吸了多少奶。正如需求增加可以导致供给增加，随着时间的推移，需求下降也会导致泌乳量的减少。有时孩子自己会干这件事——他会来一个吸奶罢工，或者生病，或者因为他开始吃固体食物而减少每次吸奶量。当发生这些情况时，只要他恢复了吸奶的兴趣，或者病好了，他需要你身体分泌更多乳汁，而你的供给量也会提高。有一些其他因素也会导致供给量减少，比如你压力很大，吃解充血药或者激素类的避孕药，或者你自己生病了。

对于职场妈妈来说，另一个影响乳汁供给的帮凶就是工作自身。随着时间的推移，工作可以用许多方式减少乳汁的供给。比如，一些女性身体对吸奶器的反应不像对孩子吮吸乳头的反应敏感，所以你上班时分泌的乳汁就比孩子在家吸奶时减少。随着时间的推移，它会减少你整体的乳液分泌。

有的妈妈发现纯粹靠吸奶器也可以成功，也就是完全依赖吸奶器吸奶，而不给孩子直接哺乳。有些妈妈完全依赖吸奶器，是因为持续喂奶有问题、孩子有舌系带过短或者腭裂等问题，或者因为她们更喜欢泵奶，或者是因为有条理的泵奶可以帮助她们设立目标，保持一定的泌乳量。

尽管泵奶可以在一段时间里吸出大量的乳汁，但是泵奶的频率多少会影响乳汁分泌。每天上班时，如果你一直不能保证泵奶的频率和孩子在家由看护人喂奶的频率一样，你会发现泌乳量会逐渐减少。

## ● 母乳供给充裕，成功喂养小儿

对新手妈妈来说，计划重返职场简直像一个噩梦。除了让一个新生儿生存下来，你还要吸收领会很多，还要努力完成许多事情。你会担心你的阿姨，或者托儿所，或者婆婆是否可以让你的宝宝好好活着。每天早上还要把自己收拾得像模像样去上班，格外卖力地工作，向老板证明你即便生了孩子也没有丢了工作技能。你还要让家里收支平衡，其中一大笔花销都是和婴儿有关的物品。想到让自己一直保持母乳供应就是一种压力了，你还要让这种宝贵的资源源源不断地供给孩子。

关于泌乳的焦虑，我想说的第一件事情是很遗憾。和数百万其他的职场妈妈一样，我也经历过此事。我们一致的观点是，就像你信任吸奶器一样，解决泌乳焦虑的最好办法就是吮吸。

我想说的第二件事情是早点开始母乳喂养是你取得成功的最好办法。如果母乳喂养对你很重要，那就早点开始，然后你就可以收获红利了。

哺乳专家安（Ann）指出："我成功地做到了边工作边哺乳，我给第一个孩子哺乳了 19 个月，我现在还给一个 7 个月大的孩子哺乳。原因在于我在回去上班前就养成了母乳喂养的习惯。"

最后我想指出，供给和需求这件事是相当有弹性的。当我生了老大时，我当时奶量特别充沛，以至于每次摘了胸罩，乳汁甚至会冲射出来。我当时以为如果不持续地熬夜哺乳，即便这样充沛的乳汁，也会立即干涸的。如果你在生了孩子最开始的几个月乳汁供给充裕，即便后来有起伏，你的奶量也会持续下去。

如果有几天你的工作一个接一个，你没有时间多次挤奶，后来的奶量也会恢复原来的量。

当你出差时，你发现即便增加了泵奶的频率，奶量也减少。但是别担心，你的泌乳量也会恢复原来的量。正如泌乳量会逐渐增加，也会逐渐减少，而不是一夜之间减少。

某一天，你坐在哺乳室或者储物间，或者你的车里，或者机场的卫生间里，盯着你的两个泵奶瓶，里面只有半盎司的母乳。而以前你一次就可以泵出 2 盎司或者 5 盎司母乳（有的妈妈甚至更高）。

你会看着这些没装满的破瓶子想：只能这样了。我毁了自己的泌乳，我再也泵不出奶了，我是一个不称职的妈妈……你会没完没了地这么想。请相信我，糟糕的一天，糟糕的一次泵奶经历，糟糕的一次出差，并不会毁了你的泌乳生涯。

扫码关注后回复"背奶"

即可获得《选购吸奶器超实用攻略》

# 02  遇见你的吸奶器

## ● 你的吸奶器：自由和负担

当年的职场妈妈们通常都会痛苦地权衡两件事情：是母乳喂养孩子，还是重返职场。而今天，职场妈妈们有了第三个选择：带着吸奶器重返职场。

当今的科技让妈妈们摆脱了束缚。我们可以边工作（我们中的大多数人因为经济条件不得不工作，另一些人则是喜欢工作）边给孩子提供母乳。

因为要使用科技，我们依旧感到束缚。不论多么困难，压力多么大，过程多么棘手，不论我们如何痛骂自己的吸奶器，我们中的许多人觉得除了用吸奶器别无他法。

举个例子，我儿子五个月时，我不得不去尼泊尔出差。我做方案时尽量将在当地停留的时间减到最少（不到四天）。这次出差让我实际上要环绕地球一圈，离开家整整七天。

在我休产假的时候，我就已经开始泵奶了。通常是早上喂完他之后立刻泵奶。因此，在这次出差之前，我已经在冰箱里给他存了约300盎司（约9升）的母乳。（我意识到这母乳的分量可不少。为了储存这些母乳我真是费尽心思。我的后见之明是出差的时候给孩子加一点配方奶粉，不至于杀了孩子。）简而言之，如果没有吸奶器，我可能会选择其他方式。

1. 不去出差

2. 继续出差，停止哺乳

但是就因为有了这个玩意，在我这个充满了内疚感的职场妈妈心中，我只有一个选择了：五个月里存够 300 盎司母乳。带着吸奶器和一堆电池去出差，一周里每天最多泵奶六次。可以在飞机上泵奶，在行驶的路虎车后座泵奶。裹着一条披肩，在加德满都拥挤的国内航班航站楼泵奶（请千万别尝试）。在卫生条件参差不齐的卫生间里泵奶。有次在野外停着的车里吸奶泵奶，我公司的 CEO 也在场，还有两个骑着自行车的男孩透过窗户在窥视我。然后回到家继续哺乳。没有比这疯狂的一周更让我同时体会到自由和负担。

不管你是把吸奶器看作你最好的朋友或者最坏的敌人，只要你准备边工作边泵奶，你就得了解这个机器。你要知道：你和吸奶器会如此亲密，你甚至会听到吸奶器说话。我的朋友埃米莉（Emily）发誓说她听到了自己的吸奶器反复说："热乎乎的帕尼尼。"（译者注：意式热三明治。）

现在，你就要选择自己亦敌亦友的伙伴了。

## ● 重要的设备：吸奶器

请记住，孩子是通过挤压和吮吸乳房让乳汁溢出的。手工挤奶用的是挤压原理。而吸奶器用的是抽吸原理。不过你在泵奶的时候，可以通过挤压和按摩乳房模仿一下加压的情况。

许多哺乳类图书是很多年以前出版的。这些书恨不得出版了十亿版，会让一个即将走回职场的妈妈困惑不解。首先，这些书的大多数是以全职在家的妈妈们为对象。此外，这些书的插图有的是一个妇女把母乳用手挤到一个小杯子里。这在工作场所不太实用。当说到吸奶器时，这些书都是同时介绍单头手动吸奶器和双头电动吸奶器，仿佛这两种吸奶器都可以任职场妇女选择。让我来澄清这一切吧：如果你想重返工作，那你绝对需要一个双头电动吸奶器。

但是无论如何要给自己的床头准备一个单头手动吸奶器，以备最初的几周，当你的宝宝开始晚上睡觉时间更长，你半夜醒来时发现自己的胸部肿胀得像色情片明星一样。此外还可以外出有约时带着使用，减轻乳房的压力。当你回去上班时，一定把这个单头吸奶器放在车里或办公桌里，以备万一你忘记带常用的吸奶器或者一个重要的配件。

同时要学会用手挤奶。但是不要和你需要在办公室用到的泵奶工具混淆。对一般的女性来说，每天上班时用手挤奶是不现实的，尽管我的确认识几位妇女，她们的身体对吸奶器没有任何反应，但是神奇的是，她们可以做到一边上班一边用手挤奶。有些女性上班时也使用手动吸奶器，但是这要花费比电动吸奶器多一倍的时间（因为我们有两个乳房）。这样做的最终结果可能让你手上的肌肉发达得让人难以置信。这里没有硬性规定，但是我们大多数妈妈选择了双头电动吸奶器，并且从不后悔。有的妈妈像土豪般地置办了两个电动吸奶器，家里一个，办公室一个。一方面减少来回搬运的麻烦，另一方面减少在家或者单位忘记带配件或者吸奶器的几率（这几乎避免不了）。

## ● 选择你的吸奶器

当选择吸奶器的时候，我是相当保守的。我认为热卖的吸奶器肯定有它的理由，所以我用过两个美德乐吸奶器（Medela Pump In Style，厂家没有给我付广告费）。

另外也有几个口碑好的品牌，比如兰思诺（Lansinoh）、阿美达（Ameda）、新安怡（Avent）、海吉亚（Hygeia）。我觉得最好问问你的朋友和哺乳顾问。另外，因为美国平价医疗法案要求几乎所有的健康保险必须支付购买吸奶器的费用，所以请咨询一下你的保险公司怎么报销（文章后面还会有一点关于健康保险的内容）。

当你在购买吸奶器时，请注意以下几点：

·循环速度：一分钟最好是 40 ~ 60 次，因为这个模仿了婴儿的吮吸频率。如果低于 30 次就太慢了。有些牌子的吸奶器可能找不到这个信息，大多数主流品牌吸奶器的循环速度在上述的范围内。如果你特别关注它，也可以给品牌客服打电话问一下。

·吮吸压力：国际母乳会（La Leche League）建议吮吸压力应该是 220 ~ 230 毫米汞柱（mmHg）。如果压力高于 250 毫米汞柱，就可能伤害乳房。并不是每个吸乳器品牌都会在盒子上注明这个信息，所以你需要自己查一下。（译者注：国际母乳会建立于 1956 年，致力于更容易地让母亲和孩子都从母乳喂养中获益。国际母乳会活跃于世界 70 多个国家和地区。）

·开放或封闭的系统：封闭系统的吸奶器的设计可以防止液体流入吸管和吸奶器的主机里面。而开放系统的吸奶器则不行。封闭系统的吸奶器意味着母乳有较小的几率流入主机，造成污染。如果共用或转让吸奶器，最好不考虑开放系统的。大部分美德乐（Medela）吸奶器是开放系统。有的人认为这是一个缺点，但是美德乐依旧是一个受欢迎的品牌。多人使用的吸奶器（下一项会说明）必须是封闭系统。阿美达、兰思诺、海吉亚这几个品牌都有封闭系统的吸奶器。甚至兰思诺单人使用的吸奶器，都是采用封闭系统。

·多人共用与单一用户使用：美国食品药物监督管理局（FDA）要求多人共用的吸奶器必须是封闭系统的。"多人"指的是多名女性可以共用一个吸奶器，只要每人有独立的一套设备（吸奶塞、连接器、储奶瓶、吸管）。这类的吸奶器一般吸力更大，一次可以吸出更多的母乳，但是价格也更贵一些。保险公司可能会支付租借或购买吸奶器的费用。当你找寻吸奶器时，你可以看到或者听到"医疗级"吸奶器。在吸奶器市场，美国食品药物监督管理局对"医疗级"这个词语的使用没有规定，因此对这个词语也没有明确的定义。大多数厂家对"医疗级"的定义是"多人使用，封闭系统"。但是你应该对这个词语的厂家含义作一番调查。

·保修：确认你的吸奶器厂家提供一年或更长时间的保修。这可能意味着该品牌的吸奶器更耐用。许多吸奶器一年以内比较好用。一年以后，马力就减弱了。你如果好奇自己吸奶器的马力大小，可以咨询一个哺乳专家或者问问母婴用品商店卖吸奶器的售货员。

·更新和新型号：吸奶器市场不时有新的发明。我确信某一天我女儿会看到我的吸奶器的照片，并感叹这个中世纪的东西。查一查大品牌吸奶器厂家开发的产品是什么。

再回到医疗保险这个话题。2010年，平价医疗法案（奥巴马法案）规定，大多数医疗保险合同要负担吸奶器和支持哺乳的相关费用。保险公司不能要求参保人自付部分费用或者扣除部分费用。之所以有这项福利是因为母乳喂养被认为是属于预防保健体系的。政府的医疗健康部门表示，这项规定适用于大多数医疗保险合同，包括你在市场上买到的所有医疗保险。但是这个规定不覆盖几个"祖父条款"的保险合同。所以你需要和雇主或保险公司确认一下你的合同不属于"祖父条款"的合同。（译者注：祖父条款也称作不追溯条款，指颁布实施一项新的法律，对于过往已存在已形成的事实可以不受新法律的约束和影响，新法律只适用现在和未来发生的情况。）如果你属于公共医疗补助项目的对象，根据各州的不同规定，你得到的补助也不同。因此你需要和补助提供方咨询。

选购你医疗保险可以支付的吸奶器，可不是你想象的那样直截了当：挑好你最喜欢的吸奶器，然后去柜台刷你的医疗卡。根据美国公共健康与社会福利部的规定，有些医疗保险要求你提供处方，或者事先得到医生的许可，所以你需要问一下自己的保险公司。不同保险可以报销的吸奶器型号也不同，这意味着你的保险可能只能报销手动吸奶器（很荒谬，不过是真的），或者你可能无法买到自己最喜欢的吸奶器品牌或型号，也可能你的保险只报销租用的吸奶器而不是购买的吸奶器。

总之你不得不面对现实，拨打保险卡背面的电话号码，通过电话语音系统，直到找到客服才可以把你的所有问题都抛出去（我当时就是一遍遍地喊"接线员"，直到电话系统不灵光了，然后才转到人工服务）。如果你公司的人事部门很出色，或许他们会愿意帮你做一些信息调查的工作。

一旦接通了保险公司的客服，请问以下问题：

1. 我的保险合同是否报销哺乳相关的费用和吸奶器的费用？或者它是平价医疗法案认可的一个祖父条款合同？

2. 我的保险可以报销哪些品牌的吸奶器？是手动的还是电动的？租借的还是自己购买的？

3. 我需要通过一个特定公司购买吸奶器，还是通过一个订货系统？

4. 我可以自己选择吸奶器的品牌和型号吗？或者有一个名单，我可以从中选择？

5. 我是否需要自己先垫付？什么时候以及怎样我才能够得到报销？对于我花费的费用是不是有一个上限？

6. 我是不是需要等到孩子出生以后才能够拿到吸奶器？

7. 我是否需要医生的处方或者推荐才能够购买？如果需要，医生的处方或者推荐需要写什么样的内容？哪一类的医生才有资格写这个？

8. 如果我的医生说我需要一个医疗级别的吸奶器，但是我的保险却不支付这个级别的吸奶器，那么我有什么选择？

9. 保险可否保险一些配件，如吸管、吸奶塞、隔膜、电池包、车用配适器？

10. 我的保险是否报销参加的一些母乳喂养相关活动的费用？比如胎儿期的母乳喂养班，或者聘请一个母乳喂养顾问的费用？我怎么样才能够知道哪一些公司提供的服务可以报销？我的保险能够报销多少次的费用？我需要一个处方或者医生的推荐信吗？

即便你的保险公司不能够支付你的吸奶器费用，但是他们有可能在你购买他们认可厂家的吸奶器时得到折扣。所以如果保险公司的客服说你不能报销吸奶器的费用，那你应该继续追问他们是不是有折扣价？你也可以查询美国妇幼营养补助计划（WIC）。这是美国食品药物监督管理局面向妇女、婴儿和儿童的一个特别补充营养项目。本书的第十八章可以教你如何找到各州的 WIC 母乳喂养负责人。（译者注：WIC 是美国联邦政府和各个州政府支持的一项营养方案，为中低收入家庭免费提供营养与健康教育，健康食品咨询以及其他服务。）

## ● 了解吸奶器的配件

　　吸奶器品牌和型号的不同，配件也不一样，不过一般包括以下几个部分。

　　·马达：一般放在一个包里，配着一个电源线、一个开关，以及控制吸力和泵速度的一两个刻度钮。

　　·覆盖乳房的圆形片：一般称作"吸奶塞"或"吸乳护罩"。

　　·连接吸乳护罩的塑料管：即连接器。

　　·防溢出膜：在许多型号的吸奶器里，有一个白色的小垫片附着在连接器上。它虽然看着不起眼，却非常重要。它是防止母乳倒流的窍门。

　　·导管：导管的一头连着连接器，另一头连着马达。马达压迫空气通过导管形成吸力。

　　·电源线：有些品牌的吸奶器还配一个电池包。

## ● 改良吸奶器的基本配件

你可能会想"我有这些就够了，对吗？"不对，除非你的方案是从不离开家门。除了我采访过的记者萨曼莎（Samantha），认为职场背奶最基本的要素就是要"脸皮非常厚"——我觉得你还需要一些装备，让你的日子好过一些。

### 新的吸乳护罩

标准的吸乳护罩造型是从你的身体直接伸出去，所以要避免出现溢漏。你泵奶的时候要坐得笔直，然后向前弓身同时小心翼翼地摘掉护罩。这也太愚蠢了！我不明白为什么吸奶器公司至今没有解决这个简单的问题。其实很容易解决这个问题：用 Pumpin' Pal 这个牌子的吸乳护罩。我发誓我的名字不在这家公司的工资单上，但你可以上 www.pumpinpal.com 买一套斜角吸乳护罩解决这一问题。一套吸乳护罩有各种大小尺寸（最多只用看一秒），这样你就可以找到最适合的。我可以告诉你的是，这个角度可以改变整个世界。

另外要考虑吸乳护罩的尺寸。女性乳房、乳晕、乳头的大小都不同，所以试一下护罩尺寸可以帮助你提高泌乳量和舒适度。泵奶时，你的乳头会被吸入护罩的导管里。如果尺寸合适，你的乳头就不会在导管壁上摩擦。

### 电池包和车用适配器

如果你的吸奶器厂家提供电池包和车用适配器，任何时候都要把它们和备用电池以及吸奶器放在一起。如果你知道你会在车里或者其他稀奇古怪的地方泵奶，而你选择的吸奶器品牌不能用电池和配适器，你恐怕要重新考虑你的选择。一个朋友送给我一个电池充电器和充电电池，这可是让我省钱的妙招。

此外值得注意的是：直到我到了另一个国家才意识到我的电池包有两侧，每侧需要四节 AA 电池。因为我事先不知道，只更换了电池包一侧的电池，还一直纳闷为何吸奶器这么慢。

### 包

没人会被吸奶器本身带的那个收纳包糊弄的。是的，可能男人会被糊弄，因为他们不会注意到这些事情，但是女人不会。如果你在意的话，你可以买一个多用包，既时尚又考虑到功能性。你也可以考虑用一个妈咪包，因为这种包一般都是防水的，而且很好看，还可以放进去吸奶器、电脑以及更多的东西。

### 来回运输母乳的冷藏包

准备一个不透明的冷藏包和冰袋，或者一个可保温的午餐包，可以消除你忘记带冰袋的焦虑。一个午餐包大小的包基本上可以放一天定量的母乳，或者出差一两天的母乳。为了预防出门时间更长，你这个包的大小应该能够放进去六罐啤酒（希望将来真的可以放啤酒）。

## ● 包里的收纳物清单

先把你能想起来的东西都放到包里，然后逐渐地拿出去一些，因为你会知道哪些适合你。

你最好的朋友就是有规律和提前准备。有一个选择，每天晚上把吸奶器放进去，这样第二天早晨你就可以拎起包直接去上班。我采访的一个妇女说她让丈夫做这个工作，因为能够减少她的一些压力。她丈夫甚至会把所有的吸奶器配件都提前安装好。如果是我，会怎么办呢？像我这样的偏执狂肯定会担心我丈夫会忘掉一些东西（虽然我很爱他，但是他极有可能）。

## ● 上班第一天背奶包装包指南

· 一个可反复使用的午餐包或者小的冷藏包

· 至少四个带盖的奶瓶

· 两个连接器和完好的防溢出膜

· 一包备用的防溢出膜

· 两个吸乳护罩 / 喇叭罩

· 两个导管

· 一个装好电池的电池包

- 一个美德乐微波炉消毒袋
- 一瓶手用消毒剂
- 四个备用的乳房护垫
- 一小包湿纸巾（漏奶时备用）
- 十个储奶瓶和一个做标记的记号笔
- 容量为 5 加仑（约 3.7 升）带封口划扣的封口袋
- 一个手动吸奶器

# 03 泵奶培训学校

## ● 欢迎来到学校

现在你有一堆奇怪的东西，也不知道自己是否需要这些东西。所以让我们学习一下如何用这个吸奶器。

泵奶让许多妈妈感觉自己像农场的动物。对我来说，它和实际哺乳的感受完全不同：灭菌消毒、冷冰冰（如果你刚洗完了配件或在两次吸奶之间把它们放到办公室的冰箱时）、备感压力、工业化操作。在第一次泵奶之前，对我来说，吸奶是完全未知的事情。所以我们需要泵奶培训学校。

除非在医院时医生让你泵奶（有些妈妈会有这种情况），你有可能在家里开始泵奶。身边一个婴儿，你的乳房肿胀得犹如性感明星，那时你会困惑到底谁可以教你用这个东西？

我是依赖视觉和触觉的学习者，需要有人看着我脱掉衬衣，演示如何用吸奶器。所以我的闺蜜卡伦（Karen）带我走入这个泵奶培训学校。她姐姐曾经教她如何泵奶。从那以后，我便开设泵奶学校课程，教妹妹和几个朋友如何泵奶。我感觉我们就像一群生活在山洞里的原始人，把生活经验一代代地往下传——唯一不同的是，我们乳房上有个奇怪的机器。

## ● 学会泵奶

从孩子出生后三周到六周，你应该邀请一个最近有过泵奶经验的妈妈来你家。（你肯定不希望你的泵奶老师上一次泵奶用的是七十年代的"自行车喇叭"形状的手动吸奶器。）这个女性应该让你感觉即便在她面前暴露巨大的乳房也不会觉得不自在。

告诉她你请她过来教你如何使用吸奶器。你没有必要在这件事上兜圈子。等她的时候，你就可以准备好吸奶器和配件、储奶袋、一个记号笔或者其他永久性的马克笔，或者给她和你各准备一杯咖啡。

约定好这次见面的时间。这样你朋友过来时，正好是你早上第一次喂奶之前。（或者喂奶的时候也可以，如果她有一把钥匙；或者你给孩子喂奶时其他人可以帮着开门。）如果她有一个刚会走路的孩子，想办法让她把这个小可爱留在家里。

这个朋友过来后，她可以把你的吸奶器开封并从包装盒里取出来，清洗配件。（你可能不知道什么时候、怎么样用吸奶器，所以把吸奶器放在了壁橱里。）相信我，当我说不仅你有这种情况时，我不得不撕下我妹妹吸奶器包装盒上的胶带。当时我到她家时，她儿子生下来才四周左右。你的朋友要有耐心，因为你的小宝贝会搞乱整个喂奶流程。

你准备像往常一样给孩子喂奶，喂完奶后马上泵奶。我意识到"早上第一次哺乳"这句话既愚蠢又武断，因为对大多数妈妈来说，这个时间可能是 12:17，2:52，5:03 或者 7:30。那些哺乳类书籍说到"早上第一次哺乳"的时间，距离我们想维持合理并且可持续幸福的婚姻和育儿生活太遥远了。

这些书假设每天早上六点以后的哺乳是一天里的第一次哺乳，往往实际生活中这并不是第一次，所以看了后你有把这本书扔到墙上的冲动。

之所以选取早上第一次哺乳时间来泵奶，是因为每天这个时间你身体可以分泌更多乳汁。此外，如果早上哺乳结束后马上泵奶，这可以欺骗你的身体一整天分泌更多的乳汁。

如果你不能在这个时间泵奶，这个世界也不会毁灭。一天的任何时间都可以。

一旦你准备好了，你的朋友将帮你把吸奶器安放好——如果需要，帮你把吸奶器的相应配件放到你的乳房上，让你第一次泵奶。她会给你演示现在的吸奶器都有泌乳键，这样可以快速泵奶，但是吸力比较小。这是模仿你的宝宝刚刚趴在你胸前吮吸的感觉。你的朋友可以演示如何把泌乳键切换回一般设置，让每一次的吸力比较慢但是很深。这也是模仿一旦乳汁开始泌出后宝宝的吮吸动作。她还会演示一个小按钮，你可以调整吸奶器泵奶的吸力大小。

提示：你可以按照自己的方式，把这个小按钮设置到最高。你还要注意哪档设置最适合你自己，未必是最高的设置。如果第一次泵奶，我建议不要采用最高的设置。你可以逐渐达到这个档，但是起步设置太高会不舒服的。

## ● 泵奶过程中的一些疑问

在这个过程中，你可能会担心这些问题。

1. 如果我喂完奶就吸奶，那下次哺乳还有足够的乳汁吗？会有的。你的乳房不停地分泌乳汁，你不需要去"填补"。实际上，因为需求增加了，你可能会分泌更多的乳汁。

2. 如果孩子刚吃完奶，我还可以泵出奶吗？可能会也可能不会。第一次泵奶只是为了练习。所以如果只吸出几滴奶的话，千万别紧张。

3. 我重返职场后也需要每天吸奶吗？是的。这是你为何买这本书的原因。亲爱的，如果重返职场后还是想继续哺乳，你恐怕要在办公室经常泵奶。这个没有乐趣可言，但是可行的。

4. 我学习泵奶时，谁抱着我的宝宝？你可以选择：教你泵奶的老师或你的伴侣，或放到一个婴儿摇篮里或者婴儿椅上，或干脆放在地板上。

## ● 重返学校

最开始泵奶15分钟左右（不会感觉太难熬），你可能只吸出了几滴乳汁。或许你可以吸出4盎司（120毫升），感觉自己很伟大，像头奶牛。除了学会如何吸奶和体验吸奶，第一次泵奶没有成功的定义。泵奶看起来没有那么陌生和奇怪了。（注意：你今后还有可能觉得泵奶既陌生又奇怪。)

你会看到，比如泵奶时你的乳头会比你想象的拉伸得更长。（一个朋友形容他第一次看到妻子泵奶时，就好像一个花园的浇水管上长出了两个大拇指。）你会有点担心，以后每次你给孩子喂奶时乳头都会拉伸成这样。

你会担心当（相信我，肯定会有"当"的时候）你的伴侣看到这个情景，你们的性生活是否会受到影响，可能会令人尴尬，但是你们俩会挺过来的。

你或许会惊奇第一次看到你乳汁的样子，它可能稀得像水一样，也可能稠得像奶油一样。它可能是白色的、泛黄的、泛蓝的、泛绿的。实际上，它也可能一天的不同时间呈现出不同的颜色。

恭喜你！你加入了世界上最辛苦、任务最繁多的一个妇女俱乐部。

# 04　奶瓶和冷藏

## ● 按时喂养或者按需喂养

我几乎不愿意写任何关于按时喂养还是按需喂养方面的内容。因为在这件事上，公说公有理，婆说婆有理。

按时喂养宝宝的父母和按需喂养宝宝的父母，立场不同，观点不同。前者认为后者就像疯狂的直升机父母一样，为了孩子放弃了自己的生活和自由。（译者注：直升机父母是目前国际上流行的一个新词语。指某些"望子成龙"心切的父母，他们就像直升机一样盘旋在孩子的上空，时时刻刻监控孩子的一举一动。）她们正在毁掉自己的孩子，孩子一哭，她们就会猛然掏出一个乳房满足孩子。（旁注：我们可否签署一个请愿书，禁止除了哺乳妈妈们以外的人用"猛然掏出一个乳房"这句话？每当我在推特上看到有人写一个妇女在公交车上"猛然掏出一个乳房"，我就浑身起鸡皮疙瘩。）而按需喂养宝宝的父母认为按时喂养的都是自恋狂，她们没有意识到孩子会改变你的生活。这些人让孩子挨饿，就是为了自己在夜里多睡一会儿觉。

其实有些宝宝适合按时哺乳，而另一些宝宝适合按需哺乳。作为一个新手妈妈，我竭力尝试让我的宝宝适应按时哺乳，这样可以大大减少我作为新手妈妈的焦虑，并且我认为在我重返职场之前，让宝宝定时喝奶很有意义。我的宝宝们都很棒，不过我的女儿有点随心所欲，不太守时。我只是关注他们的需求，所有的人开心即可。这就是问题的关键：只要每个人都可以让宝宝得到关爱，补充水分和营养，并且能让父母神志清醒，采用哪种喂养方式就是父母的选择了，没人应该为此而争斗。

按需喂养或者按时喂养之所以重要，是因为当你考虑到重返职场时，你对宝宝的喂养方式会影响到你上班的泵奶规律，这个规律将有助于你泌乳。

如果你按需哺乳宝宝，当你重返职场时将有两个选择：找一个照顾孩子的人以便继续按需喂养，或者让你的宝宝逐渐适应按时喂养。你肯定想上班期间可以定时吸奶，因为上班忙的时候，要想和在家按需喂养宝宝一样的吸奶频率是不大可能的。

如果你是按时喂养宝宝类型的妈妈，你可能不必焦虑需要多久泵奶和需要多少奶量这个问题。

为了让你的宝宝温柔平安地适应按时喂养，有许多资源可以利用，比如倡导父母亲密育儿的托儿机构，以父母起主导作用的托儿机构。只要宝宝可以得到营养和补水，你可以按照适合自己和家庭的方式选择。

## ● 集中母乳的地方：奶瓶

如果你准备重返工作，你需要教宝宝怎么用奶瓶。即便你还在家里时，用储存的母乳配合奶瓶做准备，将会在身体上和精神上对宝宝有帮助。如此一来，我生了第一个宝宝后，发现即便自己需要离家超过十分钟，也不必担心回来时小家伙饿得哀嚎（这个离家时间根本不够上一次放松的瑜伽课或者去一趟商店）。此外，这也是让你的配偶或爷爷奶奶时常给孩子喂瓶奶的亲子机会。

使用奶瓶之所以让许多新手妈妈不安，是因为它有让宝宝产生"乳头困惑"的风险（它也是一个朋克乐队的名字），意味着宝宝可能更喜欢奶瓶而不是乳房。职场妈妈们还会担心：自己该回去上班时，宝宝根本不愿意用奶瓶。

因为奶瓶而焦虑的情况，会产生两个方向的问题：或者宝宝拒绝奶瓶，或者宝宝喜欢奶瓶而拒绝母亲的乳房。如果进展不顺利的时候，应该找哺乳专家咨询一下。不过只要有耐心并且方案周全，大多数人不要花大力气，也可以帮助孩子们学会用奶瓶的技巧。

我是直接找专业人士，咨询了哺乳专家和一个朋友。这个朋友既是无畏的职场背奶妈妈，也是一个儿科医生。

根据他们的说法，使用奶瓶的基本要领如下：

·宝宝三周到六周的时候开始使用。八周以后宝宝失去了吸吮反射后会变得挑剔。

·每次用少量的母乳：1 ~ 3盎司（30 ~ 90毫升）

·最开始让其他人而不是你本人给宝宝瓶喂。有些宝宝永远不愿意让妈妈瓶喂。最开始几次试用奶瓶的时候，你甚至可以离开房间（或者家）。

·第一次瓶喂应该在两次正常喂奶的中间时段——大约是上一次喂奶后的一个小时。这时宝宝不是特别想吃奶，不会烦躁地认为乳汁不是来自妈妈的乳房。第一次瓶喂是练习，而不是一顿正餐。

·确定使用流速最慢的奶嘴（大部分品牌叫"NB阶段"或者"1阶

段")。你不希望宝宝习惯用奶嘴时流速很快，然后吮吸你的乳房时因为流速过慢而抓狂。

·别期待宝宝第一次就适应瓶喂。许多宝宝需要几天或者一周尝试几次才适应，不要心急也不要恐慌。

当我儿子第一次拒绝用奶瓶时，我顿时眼前一黑，"我再也不能回去上班了，我要被这个孩子拴住直到他上大学为止。如果我不去上班，怎么可能付得起他上大学的学费？"事实是我错了。

·为了让你的宝宝更擅长用奶瓶，即便是在你重新上班之前，瓶喂和哺乳也要穿插进行。每周至少一次或两次。给宝宝喂一瓶吸出的母乳或配方奶，宝宝吃瓶奶的同时你就开始泵奶。如果你这时吸不出母乳，又不想让宝宝吃配方奶，可以在给孩子喂奶前十五分钟泵奶，然后把吸出的母乳放入奶瓶里。这样可以让你有更多的机会练习泵奶，并且给其他照顾宝宝的人更多的亲子时间。

·如果你这么试了依然无效，可以尝试一下不同的奶瓶和奶嘴（如果你不想买一堆新的，可以先借用朋友的），再咨询一下你的儿科医生或者哺乳顾问。

## ● 当务之急的问题

一边让宝宝适应瓶喂，一边准备背奶包。一旦你想到重新上班的第一天——不论是还在医院的时候或者你产假结束前一周的时候——你肯定会有一些疑问，如何备好并处置留给宝宝看护人的母乳？

1. 在重新上班前我如何开始储存母乳？

2. 在重新上班第一天以前，我需要在冰箱 / 冷藏箱存储多少母乳？

3. 我如何存储母乳？

4. 我如何才能知道存储的母乳是安全的？

5. 我怎么培训看护人进行瓶喂？

6. 如果我的存储奶喝完了，怎么办？

## （一）我怎么开始存储母乳？

一旦学会了如何泵奶，你下一步的工作是让泵奶规律化，并且存储母乳。

供给和需求应该是身体的完美循环。你的身体可以分泌出宝宝需要的足够母乳。你可能会担心重新上班时，怎么才能存储多余的母乳。人们在网上搜寻"存储母乳重新上班"的信息时，经常会发现我的博客。我认为这不是偶然。

设想你的母乳分泌正常，那么存储足够的母乳是完全可能的。如果你的母乳偏少，并且已经添加了配方奶，你就必须加倍努力来存储母乳。每天你可能还要寻找替代品，但你依旧是一个伟大的妈妈。

每天有两个绝佳的时间段可以泵到额外的母乳：

1. 早上（6 点或 7 点）哺乳后马上吸奶。

2. 一旦你的宝宝晚上睡觉的时间更长了，在他睡觉的时候吸奶。

我们先来看看第一种情形吧。因为第二种情形很难预测，并且你自己晚上很可能也睡着了。大部分妈妈是早上乳汁充沛，所以这个时间泵奶是最合适的。并且早上就有额外的需求，可以让你的身体进入分泌更多乳汁的状态。给孩子喂奶后让宝宝打奶嗝，让他待在一个舒服的地方，然后坐下来泵奶。

在最开始的几天或者几周，你可能只吸出一点奶，但是你会看到随着时间的推移，奶量在增多。如果宝宝夜晚睡觉的时间越来越长，你早上就会完全睡醒，并且可以省下更多的母乳。吸出的奶可以直接放入冷藏袋，或者先放入冰箱的储奶杯里。几周后，你就可以有不少的存储了。

请务必注意：你没有必要天天额外吸奶。有些天你会很累，有些天你的宝宝需要你，或者某天你就是不想吸奶。那就给自己放个假。没有关系的。

### （二）我需要存储多少母乳？

对这个问题最直白的答案是，你需要存够宝宝一整天需求量的母乳。这个前提是你在第一天上班之前已经吸出了足够的奶来增加储量。但是考虑到第一天上班回来的压力和情绪，以及上班时还要找到合适的时间和地方泵奶。当你正常上班以后，最好家里的存储量可以多一些。建议存储够三天的量。

如果你大部分时候是哺乳（而不是瓶喂的配方奶或者吸出的奶），你可能不太清楚你宝宝通常一天要喝多少母乳。你可能会想着用奶瓶喂一整天吸出的母乳，而你自己则在每次应该哺乳的时间前后泵奶。这个想法不太好。因为瓶喂有时会让宝宝吃得太多，并且有些妈妈的身体对吸奶器的反应不像对宝宝身体那么灵敏。这样反而会让你自己更加困惑。

我建议按照专家估计的，宝宝最开始的几个月应该喝的量，约一天

26 盎司（约 770 毫升）。记住每个宝宝都是不同的。这只是平均量。你的宝宝的量可能比平均值多一些或者少一些。当然，宝宝每次喂食的时候喝的量都不太一样，但是没有关系。因为我们只是为了让你第一次去上班时估计一个合理的量。

把每天 26 盎司（约 770 毫升）的量除以你宝宝每天喂奶的次数（因人而异，不过对于一个 2 ~ 4 个月的宝宝来说，一般都是 6 ~ 12 次）。然后再估计一下你上班期间，每天会少喂孩子几次奶？这样就可以算出你上班一天需要奶量的神奇数字了。

比如我们可以按照下面这个方法去估算一下：

·我的宝宝每天需要 26 盎司（约 770 毫升）的母乳。

·当我上班的时候，24 小时里需要喂食六次。

·26 盎司（约 770 毫升）除以六次 = 大约是每次 4 盎司（约 130 毫升）。

·每天早上 9 点上班,5 点下班,这样我会错过三次哺乳（10 点,1 点,4 点）。

·三次喂食 ×4 盎司（约 130 毫升）= 一天应该留下的母乳，即 12 ~ 14 盎司（355 ~ 415 毫升）的母乳。

还有一个计算的方法：你不在身边时，宝宝一般每小时需要 1 ~ 1.5 盎司（30 ~ 45 毫升）的母乳。所以我 9 点到 17 点上班期间，一共是 8 小时，这样就需要 8 ~ 12 盎司（235 ~ 355 毫升）的母乳。

你可以看出根据你的计算方法，得出的数字不太一样，但是不要为此而焦虑。记住，我们只是为了算出一个比较合理的量。

我是一个爱担心并且爱过度规划的人。我总会担心各种意外情况，比如宝宝的喝奶量大涨，或者泼洒的奶。所以我给工作日一天的定量设为15盎司（445毫升）。这样三天的储量就是45盎司（1.3升）母乳。

我知道这个数字写在纸上令人畏惧，你可能会担心你从哪里、何时才能存到45盎司（1.3升）的母乳。如果你尽早开始泵奶，这个目标还是可行的。即使我一天只可以在"银行"存2盎司（60毫升）的奶，持续三周我就可以达到目标了。许多妈妈早上泵奶一次，就可以收获几盎司母乳。

如果你的产假时间很短，或者根本没有产假，不要恐慌。哪怕只给宝宝喂一天母乳也比没有强。说真的，即便用配方奶做替补，也不是世界末日。

如果知道近期要去出差，你需要做一些决定。离开宝宝一天或者几天不仅揪心揪肺，并且你不在家期间希望宝宝是纯母乳喂养，那就需要在冰箱里存上大量的母乳。回想一下26盎司（770毫升），那是24小时的平均量。出差三天大约需要78盎司（2.3升）母乳。当然，你出差途中还可以继续泵奶，尽量带回和消耗量相抵的母乳，后续会谈到这个话题。

### （三）我如何存储母乳？

因为你上班时每天都要泵奶几次，你不得不想一下如何存储母乳。一些人会巧妙地用制冰盒，你可以在兴趣钉板上发现数以百万的其他主意。（译者注：兴趣钉板是一个流行的图片分享社交应用软件。）不过大多数职场妈妈是用瓶子（或者是你泵奶的储奶瓶，或者是宝宝喝奶的奶瓶）在冰箱存奶，或者用不含双酚A的塑料储奶袋在冰柜存奶。

我发现兰思诺的储奶包比美德乐品牌的防漏效果好。我也听说过塔吉特品牌的储奶袋口碑不错。不过为了避免漏洒的风险，我还是建议路上把储奶袋（液体或者冷冻的）放入一个封口塑料袋里，把冷冻奶放在另一个袋子里或者其他干净、可密封的容器（比如特百惠保鲜盒）里。

如何把母乳从吸奶器的瓶子倒入冷藏袋？我生了第一个宝宝后，想尽办法母乳喂养。而我的第二个宝宝母乳喂养了九个月。然后在一篇我写的关于泵奶的博客文章留言里，我偶然发现了绝妙的方法。把吸奶乳罩当作漏斗，把乳汁从瓶子倒入袋子。天才啊！

有几个办法可以确保你上班时孩子有奶喝。这些方法相互之间并不排斥。你可能会使用这些方法里的大部分。

**选择一：每天泵奶**

选择这个方法，你今天泵的奶直接进了宝宝明天喝奶的瓶里。缺点是如果你的奶洒了，或者某天分泌的乳汁不多，或者孩子需求量突增，第二天的母乳量就不够了。这就是为何有必要用冷藏奶作为后补。

**选择二：冷冻奶**

利用上面的技巧，你可以储存的冷冻奶量从十几盎司到几百盎司不等。

关于要在冷冻袋里储存多少母乳，有三种基本想法。一些妈妈喜欢一次在袋子里冷冻 3 盎司（90 毫升）的母乳。

每次冻小袋的母乳，可以让她们可能考虑得更加细致入微，决定每次解冻多少母乳。

与之相反，另一种妈妈们喜欢把储奶袋几乎灌满，让其最大限度地发挥作用。我发现我喜欢的极限是大约 8 盎司（235 毫升）。我有一个朋友发誓说她可以把一个袋子装满 11 盎司（325 毫升）。

折中的是 5 盎司（150 毫升），因为这几乎是一个大一点的婴儿的胃可以容纳的最大量了。随着时间推移，你可以按照自己喜欢的方式来。把奶存在不同大小的袋子里。这样如果你只是需要一点母乳时，解冻起来更快。

不管你选择的储奶袋容量多少，把空气挤出去，在上面用标识笔写上日期。如果你将和同事共用一个冰箱或冷柜，练习着加上你名字的首位字母。一些妈妈会写上里面的母乳量。如果你这么做，当母乳还在泵奶杯里时就记下。一旦把母乳倒入袋子，就很难准确地读出容量了。我很快就放弃这么做了。因为我实在没有精力做这件事，所以我学会了如何目测一个储奶袋。

如果你追求细节，也可以在袋子上写上泵奶的时间。一天里不同时间的母乳也不大一样。一些妈妈喜欢给宝宝喂基本和他喝奶一致的时间泵出的奶。把这几点放到清单里是可以的，但不是必需的。我从未看到科学依据证实这么做可以给宝宝带来显著的不同。吸出的母乳有益于宝宝，但记录时间这件事让我感觉是另一件很有压力的事情。不过听着，如果你想这么做，加油吧。

一旦母乳放到了袋子里，就把它放入冷柜。我学着把袋子侧面朝下平放在冷柜里，这样可以让奶冻成可以堆叠起来的冰袋。我另外学到的一招是冷冻的时候平放，然后竖着放在鞋盒里，把日期久的放在最上面。需要的时候，你可以从鞋盒子前面取出一袋奶，然后把冷冻的新奶袋放盒子的里面。

解冻的时候，把时间最久的冷冻储奶袋放入冰箱冷藏室一整天。如果着急，把袋子放入一碗温水或者热水里（千万不要用水煮奶袋或者放到容器里在微波炉里转）。不管用哪种方法，化奶的时候，记住把储奶袋放入一个密封袋或者干净的容器里。这样可以接住漏出的母乳。

请注意，冷冻会减少母乳中的一些有益成分，不过当然不是全部。所以不要担心给宝宝喝冷冻后的解冻奶会不好。你做得已经很棒了。

### 选择三：配方奶

我生了第一个孩子后，执着于纯母乳喂养。大家总是问我："你是哺乳吗？"他们期待答案为是或者不是。我总是回答："是的，在他七个月、三周、四天大的时候，我从来没有让一滴配方奶进他的嘴里！"（当我回想起自己当初的情形真是尴尬呀。）

当我家老二六周的时候，作为实验，我老公给她喂了2盎司（60毫升）的配方奶。这个实验让我减少了过度焦虑，我知道万一谁泼洒了母乳或者哪天我出奶少，我们还有一个备选。

过了几个小时，你就可以知道你的宝宝是否可以容忍配方奶（有的宝宝对来源奶牛的配方奶有问题）。她可能很挑剔或者肚子胀气，身上起皮疹或者荨麻疹，开始呕吐，或者大便异常。更多情况下，可能几天或者几周后，宝宝才会对配方奶粉里牛奶蛋白产生不适应症状。如果这种情况发生，你可能发现宝宝的大便里有血。不管出现什么症状，告诉你的儿科医生。你可以多试几种配方奶粉，找到适合你家宝宝的一种。

我注意到有一些母乳喂养的倡导者说，在宝宝最初的几个月喂配方奶粉会影响宝宝肠道里的有益菌（或者"菌群"）。我不会这样对你说而给你带来压力。我只是想列出各种喂养的选择，这样你的决定可以基于各种信息。

**选择四：捐献的母乳**

如果你的首选是母乳喂养，而你自己的乳汁不足，你可以考虑一下别人捐献的乳汁。不过要注意的是购买来自母乳银行的母乳价格不菲。（这些组织的伟大工作可以拯救生命，但是花钱很多！）

### （四）我如何才能知道母乳是安全可用的？

互联网就是你的朋友，上面有许多关于喂养孩子的信息，母乳也不例外。网上有很多关于你可以存储母乳多久的指南。

- 室温：4 ~ 8 小时
- 冰箱里：72 小时到一周
- 冰柜里：3 ~ 6 个月，如果是低温冰柜可以到一年
- 冷冻然后解冻的奶：可以在冰箱里放 1 ~ 3 天。

这些都取决于你问谁，也取决于你养了几个孩子（当喂养第一个孩子时觉得有风险的事情，到了第二个或者第三个孩子时就觉得没问题了）。你需要找到自己觉得舒服的程度。我非常相信母乳的稳定性，所以我建议存放更久。

关于母乳的使用：如果你说的是已经在冰箱或者冰柜里存储的母乳，咬紧牙关尝尝你自己的乳汁。略微尝一下刚吸出后放入冰箱冷冻，然后解冻的母乳（如果解冻的母乳闻起来或尝起来味道不好该怎么办，请看第十六章），这样你就知道好的乳汁味道是怎样的了。如果可以，让你的配偶也这么做一下（我在自己家从来没有办成），你们知道正常的母乳什么味道，可以帮你们做出决定。我依赖自己的鼻子，如果实在需要，我的味蕾以及母乳使用指南，来做出保留或者弃用的决定。

考虑了冰箱或冰柜的存储时间，许多妈妈问是否可以把不同时间泵的奶混在一起，或者是否可以把宝宝第一次没有喝完的奶再利用。只要遵守以下几个规则，可以把不同批次的母乳混合。

· 不同批次的母乳在混合前必须温度相同，所以把新鲜母乳混入冷藏的母乳之前，要先让它放凉。

· 如果你把新旧母乳混在了一起，应把整批母乳当作旧批次的母乳使用。

· 只要液体奶是冷的，你甚至可以把液体奶加入冷冻母乳里，这样它就不会让冷冻奶解冻。

如果你不知道是否可以给宝宝喝上次喂食剩下的瓶奶，这里有一堆的答案。有的专家说喂食结束后，你就该把瓶子里剩的奶都丢弃。国际母乳会则认为你可以再利用母乳一次。我喜欢这个建议，因为我本人痛恨丢弃母乳。

## （五）我如何培训宝宝的看护人喂母乳？

把你的母乳留给一个看护人，可能会让你焦虑——他们可能是你的配偶、一位保姆、一个托儿所的阿姨或者一个亲戚。你可能担心别人不会像你那样尽心对待你珍贵的乳汁。你可能会担心看护人能否安全地处置母乳，你可能焦虑于看护人给你的宝宝喂多少母乳，尤其和你每天工作时泵出的母乳量进行比较时。

按照第四步给出的使用指南，培训你的家庭成员和看护人（可以考虑把指南贴在冰箱上或者托儿所里）。如何解冻母乳是保护你的宝宝和你的储存奶最基本的一步。

如果你不培训一下将要处置你母乳的人，就可能发生以下情况：

梅利莎（Melissa）要出差三天。她带回一整个冷藏箱泵出的母乳，欣慰于自己有新母乳来补充冷冻的存储奶。第二天她去上班了，她老公化冻了一袋母乳喂给孩子。结果袋子漏了，几乎所有的乳汁都洒了。于是他从冰柜里取出所有十五袋冷冻奶（为什么？为什么？？？）把它们放入一碗热水里化冻。

其中另一袋奶又漏了，碗里的水浑浊了，于是他又丢弃了另一袋母乳。（再问一个为什么？）

让家里人和照顾人按照上面列出的存储和解冻指南实际演练一下。让他们在丢弃母乳前给你打电话。提醒他们千万不要摇动奶瓶——因为母乳里的黏稠物容易分离并且沾在瓶壁或袋子上，他们很容易这么做。尽管缺乏证据，一些专家说摇动乳汁会破坏其中的一些成分（不过喝起来还是安全的。所以如果有人摇动了你的乳汁，不要丢弃它）。相反，教他们龙卷风似的旋转奶瓶，直到黏稠物和其他的母乳混在一起。

你不仅要考虑如何安全处置母乳，还要和看护人不断交流每次喂宝宝多少奶。我记不清有多少个职场妈妈告诉我，她们母乳喂食最担心的事情就是宝宝的看护人喂奶过量。

瓶喂过多的风险要高于亲喂，因为亲喂需要宝宝使出很大力气吸奶，而奶瓶会持续以同样的速度出奶。宝宝用嘴咂吧奶瓶嘴也会刺激他的吮吸反射，即便不饿了也会继续吮吸。人的天性也是希望看着宝宝喝完一瓶奶。

了解每次喂食宝宝母乳的平均量是很重要的，可以帮助你知道宝宝是否喂食过量。每个宝宝的情况都不一样，所以不要拘泥于这些数字。

相反，按照数字再加上你作为母亲的直觉、儿科医生和哺乳顾问的建议，以及宝宝饥饿的信号来判断。

· 从出生到一个月：每次最多 2 盎司（60 毫升）。

· 1 ～ 4 个月：每次 2.5 ～ 5 盎司（75 ～ 150 毫升）。

· 4 ～ 9 个月：每次 3 ～ 7 盎司（90 ～ 205 毫升）。

· 9 个月及以上：因为增加辅食了，逐渐减少母乳。

喂食的最高阶段就是你的宝宝开始一晚上睡整觉了。这意味着作为补偿，他每次需要喝更多的乳汁。

这个变化的区间很大，你不要做任何事情；每个宝宝的情况都不同。如果你的宝宝把每次喂食定量的乳汁一扫而空，并且／或者超出你工作时可以泵出的奶量，你需要调查一下他是否吃得过多了。和宝宝的看护人探讨是否可以换个小一点的奶瓶，同时让你的宝宝开心、喝饱、不缺水。

所有事情的底线是：孩子开心、喝饱、不缺水。

减少宝宝喝奶过饱的一些建议：

· 每次奶瓶量减少 0.5 ～ 1 盎司（15 ～ 30 毫升），观察你的宝宝喂食后是否开心。

· 用流量慢的奶嘴（开始时用型号为"NB 级"或者"1 级"的奶嘴）。

· 喂食后让宝宝试用一个安抚奶嘴，看看是不是简单的吸吮就可以让宝宝感觉舒适。

· 上谷歌搜一下"有节奏瓶喂"，这是许多哺乳专家推荐的一个喂奶技巧。

· 和你宝宝的看护人聊聊，确认他或她喂奶不是解决宝宝每次啼哭或发怒的方法。如果你觉得看护人不理解（或不同意）这一点，那就另找一个人。

·确认看护人可以行使权利打电话，并且在宝宝确实饥饿的时候决定给他喂奶。你肯定不想把看护人吓得宝宝饿的时候也不敢喂孩子。

如果你把以上几条都告诉了看护人，可是你白天泵的奶宝宝依旧不够喝，那么可能不是过度喂食的问题。在第十四章，你将读到更多关于评估和处理母乳供给的问题。

注意：有必要让新的看护人知道这一点，关于奶的温度，可以把整个奶瓶放在一个盛满温水的杯子或者碗里，让母乳温热。或者你也可以像我一样，教你宝宝享受刚从冰箱取出的美味凉奶。

### （六）如果我的母乳储备耗尽了怎么办？

不论是上班一整天还是出差一周，你放在家里的母乳储备都有可能耗尽。有可能母乳会漏洒（不要试图杀了这个犯错的人），有可能因为停电而让储备奶变质，还有可能宝宝因为成长而食量大涨。

你需要一个备用方案，因为你不想看护人和你通话时抓狂，同时饥饿的宝宝在旁边尖叫。如之前提到的，一个选择是你休产假的时候，让宝宝尝几盎司的配方奶。你泵奶的时候可以让配偶给宝宝喂一奶瓶的配方奶（这样就可以够宝宝一顿的配方奶了）。如果你决定让宝宝选择配方奶，在灾难发生时就可以将它作为备用方案。有的妈妈不愿意给宝宝喂一丁点配方奶。是否用配方奶取决于妈妈。

如果不频繁泵奶，而是把冷冻的存储奶当作备用奶，你就是告诉自己的身体现在分泌的乳汁足够了，不必再分泌更多乳汁了，这样你就会陷入分泌的停滞期。如果你持续消耗备用奶，这样就会慢慢地耗尽你的备用奶。如果你决定这么做，那也没有关系。但是因为它和你哺乳的目标息息相关，你要意识到这样做的后果。否则某天你醒了会发现存储奶喝完了，不得不给宝宝喝配方奶，然后你会怪我没有提醒你这一点。

## ● 最重要的部分

你将要做的事情很艰难。生孩子、养孩子是艰难的，同时上班和泵奶就更艰难了。对你自己好一些，就如你是自己身处同一境遇的好朋友。如果你某天没有泵出足够的奶给宝宝喝，你也不是失败者。寻求帮助，但是不要把用配方奶当作自己的敌人或者失败的标志。

如果你的工作非常繁忙以至于你不可能按需泵奶，那么告诉自己通过工作这种非常重要的方式支持家庭。如果喜欢自己的工作，你就是做让自己充实的事情。我确信你在生孩子后也可以找到自己的价值和幸福。如果你在某个时候放弃了哺乳，不是他人的原因，而是你自身的原因。请一定要记住这句话：你作为妈妈的价值不是用盎司可以衡量的。

# 05   泵奶时装

## ● 你的时尚大战尚未结束

　　好消息！你没必要接着去选购妈咪服了！感谢上帝！因为要找到可爱的妈咪服实在太难了！

　　也有几方面的坏消息。首先，不要把妈咪服处理了。你接下来的几个月还需要。千真万确，你走出（对，步履蹒跚）医院时依旧看上去像怀孕六个月的妇女。如果你做了剖腹产手术，接下来的几周要绑着束腰带可不是个好主意。

　　其次，你现在要找到适合哺乳和泵奶的衣服了。如果说妈咪服是为了能放入你不断变大的身体，哺乳衣就是为了放下你迷人而巨大的乳房（如果生下孩子的第一天还不太大，过了几周就会的），溢出乳汁和其他分泌物，满足你宝宝可以接触到乳房的需求（还有上班时的泵奶需要）。

　　要满足以上需要，你哺乳阶段服装的款式就惊人地受到限制了。

　　最后，这是一个非常坏的消息。你以为妈咪服不好看？那大部分的哺乳装简直是可怕，除非那些非常贵的款式。大部分的哺乳装设计不专业，也不太合体，根本没有考虑到妈妈们将来上班时要看起来像个职业女性。

## ● 好消息：教你把日常服装改作泵奶时装

你可以把日常服装改作适合哺乳和泵奶的衣服。记住这一点：如果你穿上这个衣服可以给宝宝喂奶，那么也就可以穿它泵奶。

如果你有一个带锁的独立办公室，就可以穿任何想穿的衣服了。只要你可以舒服地坐在带锁的办公室里，就可以把衣服撩起到脖子下，或者向下脱到腰间。但是我向你保证，即便房间有锁，你依旧觉得暴露在外，你两侧的屁股贴在办公椅上，非常怪异。

首先你要采购的是胸罩。你可能决定购买一个泵奶专用胸罩：一个看起来像中世纪的东西，就是一件抹胸式胸罩在乳头位置开两个洞。兰思诺品牌的"简单心愿"系列哺乳文胸不错，你可以等到开始泌乳后再买，否则你买的尺寸可能会小。专用泵奶文胸可以彻底解放你的双手。但是每次泵奶时穿上或脱下很费时间。Pumpin' Pal品牌的一种"项链"形状的泵奶文胸，简单得可以解放双手，穿上脱下都很方便。 如果你的预算不高，那就在一件衣服或者运动胸罩上剪两个洞。

有的女性直接把吸奶器的喇叭塞塞进她们日常文胸的罩杯里，有的则是泵奶的时候自己拿着喇叭罩，但是上班的时候这样做非常不方便（可以查看脸书）。在你演练穿哺乳服装的时候（第七章），你应该自己尝试一下穿戴文胸。

一旦你了解了哺乳文胸，你就要知道并避开两种主流的"哺乳衣"设计。

· 无杯文胸式：我不知道谁发明了这种衣服。这是一件衬衫，在乳房位置开着有色情意味的洞或者细缝，然后在乳房位置有额外的一层布。你需要撩起这层布，露出乳房来泵奶或哺乳。这个衣服看起来根本不像一件正常的上衣，简直是愚弄人。

· 假两层上衣：这个衣服看起来像一个 V 字领的贴身背心。但是如果把 V 字部分掀开一边，你会发现乳房部位有一个巨大的缝或者一个洞。没有人会相信这是两件上衣。

和我聊天的妈妈们喜欢一些品牌的哺乳衣装。列举几个品牌，如 Glamourmom、Peek-a-boo（peekaboo.co）以及 Japanese Weekend。

## ● 衣服巧搭配，用作哺乳衣

有许多服装款式不是哺乳衣，但是你可以搭配用作哺乳衣，并且看起来比专用的那些衣服好看得多。诀窍就是寻找一些衣服和文胸，可以让你容易触到乳房，而不用脱掉上衣，或者把上衣卷起到脖子位置。你可以从以下建议着手。

· 交叉式／折叠式的 V 领衣：去试试你手头类似这样设计的款式。包裹式连衣裙也是不错的选择，不过它可能让你刚生完孩子的肚子显得更明显，所以穿这个（或者束腹裤）的决定权在于你。

· 系纽扣的衬衫：任何有扣子的上衣都不错，因为你可以随时解开扣子。别忘了亨利衫——不是全部是扣子的衬衫。它上面有几个扣子，所以可以接触到乳房。

·上面有一层的背心式内衣：你可以把外层掀起，拉下内衣泵奶。（注意：我们或许告诉自己那些哺乳内衣看起来就像背心一样，但它们其实不是。每个乳房位置的上方都有巨大的塑料按扣，让你可以从一侧解开衣服哺乳。因为每个人都可以看到这些按扣，所以没有人会认为这是普通的背心。）

·褶皱领：不用多说了。

尽量避开大圆领和V领的哺乳衣。它们必须要领口足够深才可以哺乳，否则你就不得不从领口费劲地掏出乳房。而一旦领口太深了，穿上这衣服，别人就可能看到你变大的乳房。除非你在猫头鹰餐厅工作，否则尽量避免这么穿。如果你的确在这个餐厅工作，那就是双赢了。（译者注：猫头鹰餐厅是一家美式运动主题快餐厅，这里最大的亮点当属女服务员。她们身材火辣、活力四射。）

当说到衣着这个话题时，我们也需要说一下溢乳。你上班的时候可能会溢乳，尤其在最开始的几个月。你会忙起来，不知不觉乳汁就会溢出。接着你的同事会看到你衣服上的奶渍，然后你会成为一个姐妹团的成员，她们的同事都曾经看到过她们衣服上的奶渍。

所以这些小小的防溢乳垫就很重要了。有可以冲洗多次或者一次性的不同品种。我个人选择一次性的，因为我听过许多关于可洗型防溢乳垫的负面评价。不论你选择哪一种，都要经常更换以防止霉菌和可怕的鹅口疮。

除了准备防止溢乳的物品，早日着手想一想你什么时候可能溢乳，想一想衣服的颜色、材质和图案。最好不要选灰色，这个颜色比其他颜色会让奶渍更加明显。深色、带图案和花式织物会帮助掩饰奶渍。一定要在车里或办公桌里准备一件备用的衬衣和一件无领开衫。

# 06　在办公室哺乳的权利

在第一天穿过公司大门回去上班之前，你需要了解自己的法律权利——你是否有在办公室泵奶的权利。接下来将告诉你法律上有关美国在职哺乳妇女的保护条例。因为我不是一个法律专家，请注意任何分析和建议都不是法律方面的建议。为了理解法律条款并且保护自己的权利，你最好咨询律师。

## ● 美国的法律体系

美国的整个体系不是一个可以简单应付的话题。只有一个优秀的劳动纠纷律师，可以提供全方位的分析和建议。但是为了了解你在公司泵奶时，可以享受哪些最基本的权利？我和一些律师聊过这个话题，并且了解过一些专家建议和法院的案件。

我建议你把这些法律资讯放在脑海里，需要的时候用一下。不要和你上司聊起上班泵奶这个话题时就先抛出法律条款。如果可能，你应该让这个谈话气氛是友好的，而用法律术语把自己武装起来，就达不到这个效果了。

在美国首先要理解这一点：我们在一个联邦制国家生活，联邦法（国会通过的法律）为所有公民画了一条底线。[译者注：在美国除了联邦法（Federal Law）以外，各个州还有自己的法律（State Law）。]每个州要遵守联邦法，并且可以（不是必须）实施比联邦法更宽容的附加法律条款和政策。

用浅显的话来说，这意味着有一个可以依据的联邦法——美国平价医疗法案（又叫作奥巴马法案）——该法案为职场妇女和哺乳妇女提供了一些权利和保护。

由于许多妇女不是这个法律的保护对象，一些州（当然不是所有州）有附加条款，将职场哺乳的权利扩展到更多妇女。有些州的法律措辞是雇主要对哺乳妇女友好，但没有规定雇主要做任何事情。本章我们将深入探讨这些问题。

的确，这样的法律让人困惑，直白地说，是愚蠢的。如果我们希望有更长的产假，为所有哺乳妇女提供统一的法律保护，我们就应该大声呼吁。在劳动场所支持哺乳母亲，不仅有利于公司，有利于婴儿，还有利于社会，并且它会让我们更加热爱雇主。


## ● 联邦法

截止到本书出版的时间，最重要的联邦法关于此问题的论述在"平价医疗法案"的 4207 节，它对"公平劳动标准法"（FLSA）的第 7 节进行了修订。它要求一些雇主给予雇员"每次孩子出生后，在一年以内提供合理的休息时间，让有需要的员工可以有时间挤奶"，并且要提供"员工可以挤奶的一个空间，而不是卫生间，可以避开其他人，并且不会被同事和其他人打扰"。

关于法律措辞的一些注解：

·对"合理的休息时间"目前没有规定，期待这方面的规定可以尽早出台。

·非卫生间的区域不必是永久性的，可以是临时的，或者有需求时可以使用。

·对于泵奶所需的休息时间，雇主可以不支付工资。但是如果员工泵奶的时候"没有完全脱离工作"，这段时间也需要支付工资。

·如果雇主在员工休息时间也支付工资，员工可以利用这段时间泵奶，如果她们的休息时间被占用，就应该按照规定得到补偿。

这个听起来很好，但是其实有一个很大的陷阱，有时候被称作不包括"白领"的法律。这个法律只适用于"美国公平劳工标准法"所保护的，FLSA术语称为非豁免权员工。实际上，这意味着法律只保护联邦政府公务员（所有公务员）和在私营企业里按照小时领取工资的员工。换句话说，如果你是领月薪的员工，并且不是美国政府公务员，这个法律就不保护你。

这个法律还有可能豁免另一种情况，即便员工受"美国公平劳工标准法"保护，如果企业员工人数少于50人，并且雇主可以证明他的企业遵守这个法律非常困难，当然这对雇主来说不是件容易的事情。

长话短说：如果你的情况适用这个法律，你的雇主必须给你合理的休息时间和一个非卫生间的泵奶场所。如果你的雇主支付休息时间的工资，你可以利用休息时间泵奶。

## ● 州的法律

这个法律为何"不包括"所有的员工？——因为大多数女性是领月薪而不是时薪？

不幸的是，这个时候你就要听凭你所在州的法律摆布了。

几乎所有州都有一些法律保护妇女在公共场所给孩子喂奶。少数的一些州（写这本书的时候是 24 个州）有关于职场哺乳女性的法律条款。

各州的法律形形色色，有法律条款特别周全的州（在孩子出生三年以内，佛蒙特州的雇主必须给雇员提供合理的时间和非卫生间的隐私场所泵奶），但是也有法律根本不起作用的州（德克萨斯州法律规定，如果雇主实施了一些支持哺乳的措施，就可以自称为"对员工友好"的公司——但是该州对雇主没有任何要求）。

随着时间推移，因为这些法律可以并且将要改变（希望可以变得更完善），为了理解你拥有的权利，你应该经常上网查最新的信息。这里有一些我找到的最简单易懂和最新的资源（请参考第十八章的网址）：

·美国哺乳委员会是一个在美国致力于保护和推动哺乳的机构。在其网站的就业栏目下，用浅显的语言解释了联邦政府和各州关于哺乳和工作的法律。这个机构也在不断呼吁更好地立法，并且请求支持者给国会中其行业的代表打电话。

·全美洲议会联合会有一个网上的列表，列出了各州在公共场合和职场哺乳的相关法律。

## ● 各个公司的内部政策

除了这堆杂乱无章的法律（并且缺乏相关法律），各个雇主公司也会有关于哺乳妈妈的相关规定。公司的内部规定通常比联邦政府或州法律更宽容。

查看员工手册（如果有的话），并且问一下其他的新手妈妈，了解最新信息。你可以和人事部门的人聊聊（详见第八章）。如果你的公司有相关规定，你太幸运了！你为实施在办公室泵奶的方案打下了良好的基础。

不过你最好还是了解一下联邦法和你所在州的法律，以确保你的雇主的规定不与任何现有的法律冲突。

## ● 面对关于哺乳的各种各样的歧视

职场基于种族、宗教信仰、年龄、性别、生育、残疾、性取向、哺乳的各种歧视应有尽有。

不能保证一个受制于联邦政府和州法律的公司在现实中肯定会遵守这些法律。我为了写这本书采访过一些女性。她们说在办公室受到的待遇，说得好听是很有问题，说得不好听是非法的。

例如，一个经理可以利用联邦法律没有明确规定合理的时长这个空子，只给一个妇女总共十分钟，走到哺乳间、泵奶，然后回到办公场所。即便你是受联邦法律保护的，经理也可能会装聋作哑，或者无视如何实施该法律，并且说因为没有州法律，公司不亏欠你任何东西。

坏消息是女性在进行这些战斗时容易感到孤独，因为这种时候我们已经处于一种脆弱的状态。许多妇女受到了歧视，或者不被允许在办公室泵奶时，不去寻求法律的帮助，因为她们需要这个工作并且害怕失去工作，付不起律师费，或者仅仅因为没有精力。所以她们只能忍受工作中的歧视，继续工作，或者找一个新工作，或者中断哺乳，让问题消失。

如果你觉得自己在办公场所泵奶的权利被侵害了，或者你因为泵奶受到了歧视，试着打印出相关的法律条款，然后和公司有实权的领导谈一下。不要怀着敌意做这件事情，语气应该是期待得到他的帮助。如果这一招不奏效，找一个劳动纠纷律师，你也可以向美国劳工部提起申诉。

立即做任何你觉得对自己人生正确的事情。要知道如果选择在哺乳期间依旧工作，你不是独自一人。你的决定不会改变你作为伟大母亲的事实。

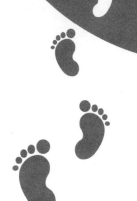

# SECTION 2

## 背奶和工作，
## 鱼和熊掌不可兼得？

既然你已经在精神上和身体上都做好了边上班边哺乳的准备。现在是时候关注你将工作的办公场所、应对的局面，以及让你生活轻松一些的技巧。这一部分内容将教你如何在现实生活里泵奶，如何在上司和同事面前显得完美，呈现出一个精力充沛、胸有成竹的员工模样，和你生孩子之前一样。我保证你还是同一个人。开始的时候你可能不得不假装出这个模样，直到有一天你通过努力，全身心回到过去的自己。

# 07  哺乳期间，如何恢复工作状态？

在我们谈论如何驾驭你的上司、人事部门以及和给你付工资的人，如何尴尬地讨论你的乳房和乳汁之前，我们设想一下上班时普通的一天是什么样子的。

每人的工作场所和日程安排差别很大。如果你不是一个朝九晚五的上班族，那么就别套用这个"典型模板"了。因为我不可能穷尽每一种可能的工作设定。我想让你从最标准的场景设定开始，并且假设你是一个聪明的职场妈妈，你可以按照自己的情况稍微变通一下。

当你回去上班的第一天，你可能无法预知宝宝的喂食日程，除非你有一个非常长的产假。（比如你生活在瑞典？）但是你可以自己寻找一个规律，因为你不必完全按照宝宝喂食的时间泵奶。

宝宝12周大，一个朝九晚五的职场妈妈的参考日程如下。

· 6:00 a.m.: 淋浴准备待定。

· 6:30 a.m.: 一天的第一次哺乳。

· 7:00 a.m.: 结束哺乳，早餐。

· 8:00 a.m.: 离家去上班。

· 9:00 a.m.: 到公司（如果知道你当天会很忙，就偷偷去泵奶）。

· 10:00 - 10:30 a.m.: 第一次泵奶。

· 中午：边工作边在办公桌前吃午餐，向老板展示你即便在应该泵奶的"休息"时间，依然勤奋工作。

· 1:30 - 2:00 p.m.: 第二次泵奶。

· 4:00 p.m.: 第三次泵奶，或者在回家路上泵奶。

· 6:30 p.m.: 晚餐（也就是吃点你的配偶凑合做的任何东西）。

· 7:00 p.m.: 晚间哺乳。

· 10:00 p.m.: 深夜哺乳。

· 起夜：半夜哺乳。

注意：不可能每个人的日程看起来都是这样。如果你的日程不一样，不要让这个日程吓到你自己。

如果你生宝宝后马上就要回去上班，比如几天或者几周以后，而你想让宝宝全母乳喂养，恐怕上班期间不得不泵奶三次以上。一个新生儿一天吃 10 ~ 12 顿奶。如果不得不这么早的时候就回去上班，并且想全母乳喂养，你就不得不要求自己的身体总共分泌 10 ~ 12 次的乳汁。

这个时期你的身体内部依然试图建立一个母乳分泌机制。如果你的确要这么做，身体就需要得到你的帮助。如果你在工作时只能完成三次"必需"的吸奶，那么在家的时候就需要多次通宵泵奶，来弥补没有完成的次数，以达到要求的神奇次数。这个很不容易——要调节许多事情。即便你生了孩子，依然处于体力（以及情绪、荷尔蒙）恢复的模式，所以要对自己温柔一些。

如果你达不到要求的泵奶次数，就尽力而为吧。不论你如何去分配不同任务，当一个新手妈妈都是令人疲惫不堪的事情。不要过于逼迫自己以至于影响自己的体力或者情绪健康。如果你准备尽早回去上班，对自己的期待值以及如何哺乳，也看得轻松一些。你在做一件很不容易的事情，你值得得到周围人的体谅，尤其从你自己身上。

泵奶需要一些条件，以下是你泵奶所需的基本条件：

· 泵奶的私密空间

· 泵奶的时间

· 可以冷藏母乳的设备

· 可以清洗和存放泵奶配件的地方

## ● 寻找泵奶的私密空间

作为最基础的条件，办公室里泵奶需要一个很小的私密空间——可以放下你自己和一个吸奶器的地方，可以上锁的门，可以坐下的地方（有时候就是地板或者储物箱），可以放吸奶器和瓶子的台面，可以关上的窗户（如果有必要），可以插电源的插座（也随手备着电池包，万一需要用）。如果你的雇主不愿意或者不能够提供这样一个空间，你可以发现你的车也符合以上条件。

豪华的设施应该是这样的：一个没有窗户而有锁的专用房间，其中电源插座充足；舒适的椅子或沙发以及桌子；多人可用的吸奶器——所以你只需带着自己的吸奶器导管和泵奶配件。一个冰箱和冰柜；一个洗手池、肥皂、放配件的干燥架；一个镜子——可以让你完事后形象完美；清洗的相关用品，比如纸巾；一个告示栏，可以鼓励同一公司的哺乳妈妈们加强联系；另外还有零食。

如果你的办公室能有如此装备，其他泵奶的妈妈们会同时恨你、嫉妒你，并为你而高兴。

现在振作起来吧！有的公司的确可以为新手妈妈们提供这个福利。但是这样的公司寥寥无几。常见的集乳室就只有一把椅子、一个小冰箱和一个带锁的门。但是根据我采访过的许多女性的经历，即便这样的房间已经是相当不错了。

如果你的雇主没有一个真正的集乳室，并且不愿意提供（随后会详细说明）。要是你想拥有一个永久的、稳定的泵奶地方，就要发挥自己的聪明才智了。你值得为此努力，因为每次你要泵奶时，如果都要去寻找一个新的地方，这既让人焦虑又浪费时间。

妈妈们现实版的职场泵奶经历不尽相同。你可能在储物间泵奶，一手抓着门把手，因为门没有锁。或者在你停着的车里泵奶，单程就需要走十分钟，而你只有二十分钟的休息时间泵奶（计算一下吧）。

第十章将概括许多泵奶的地方，并告诉你如何在这些地方生存下来。

如果公司没有专门的集乳室，你如果想有一个稳定的泵奶室，可以有以下基本选择。

·一个私人办公室——你自己的或者其他人的。如果你有这么一个房间就太棒了。但是你依然还需要应付一些问题，例如门是否有锁以及同事们是否难以理解你锁上门。

·一个会议室。如果这就是你的集乳室，你需要有个备用的地方，以免你进了会议室发现里面在开会。

·一个储藏间。如果你知道许多妈妈在这样的地方泵过奶，或许能让你稍感安慰。

·你的车（或者一个关系不错的同事的车）。

·一个厕所隔间。这里可不是给婴儿生产食品的好地方，但是好好规划一下，你可以保持母乳和吸奶器清洁。一个"理想的"（只能马虎地用这个词）卫生间应该是一个单人用的卫生间，你可以锁上门，坐在马桶盖上泵奶。最次的情况是公共厕所的一个隔间，但是这依然是可行的。

## ● 合理安排泵奶次数

每天泵奶多少次取决于你自己、你的宝宝、喂养孩子的方式，以及宝宝的成长阶段。如果你的宝宝在托儿所或者类似的地方，恐怕是按照规定的时间被瓶喂，而不是"按需喂养"方式。你只需了解宝宝每天需要喝奶多少次，然后就可以按照宝宝喂食的同样时间表泵奶。你不必把泵奶时间精准计算到几分钟，当你上班特别忙的时候你也做不到。

如果你宝宝的看护人可能遵照按需喂养方式给他瓶喂，那在宝宝最初的三到九个月期间，你大致三小时泵奶一次即可。在妈妈们的正常工作日里，大约需要上班时泵奶三次（其中一次可以在上班或下班路上的车里完成）。

如果你持续母乳喂养宝宝接近或超过一年，你可能会发现他喝奶的次数逐渐减少，这意味着你上班泵奶的次数可以减少到两次。

如果你决定在某个时间给宝宝添加一瓶配方奶，正如我的朋友，儿科医生考特妮（Courtney）两个孩子六个月大时所采取的喂养方式，你甚至可以减少到每天上班时只泵奶一次。如果你采取这种方式，就要关注一下你的乳汁分泌，因为每个女性泌乳反应都不尽相同。乳汁分泌会根据需求的多少而变化，不过许多妈妈只要和宝宝在一起，就依旧可以分泌出足够多的乳汁。

每次泵奶的时间长短取决于你的身体状态和工作安排情况。每次泵奶应该至少安排出十五分钟（开始的五分钟准备好泵奶用品，最后的五分钟用于存放母乳），但是有些妈妈需要二十到三十分钟泵奶。你试穿衣服的时候就可以估计出大概时间了，稍后再作更多说明。

## ● 冷藏

白天，你可以把母乳在瓶子里、塑料袋里冷藏或冷冻。先适应一下办公室的情况，直到你找出适合自己的方案。有的泵乳间里会有一个妈妈专用的小冰箱，有的办公室要求你和其他员工共用一个冰箱。

如果没有地方存放母乳，你可能需要在办公桌下面放一个小冰箱。如果这些都办不到，你可能每天都不得不拖着一个冷藏箱和冰袋了。

## ● 清洗和存放配件

泵奶这件事最复杂的一面，就是要清洗这些混账的配件（你可以用更狠的话来描述它们），并且上班时存放你的母乳。

你的装备将决定这个过程的难易程度——如果你有那套奢华装备，就可以跳过这章并且有更多的时间和宝宝相处。但是我们大部分妈妈都会发现某天自己穿过办公室，手里拿着滴着乳汁的泵奶配件、刚泵出的新鲜瓶装奶（是否有盖子取决于那天早上你的清醒程度），还有害怕撞到男同事的强烈恐惧。

理想的情况是，在集乳室附近有一个洗手池，以及一个可以晾干配件的私密空间。泵奶配件看起来都很奇特。如果放在公共区域，肯定会吸引大家的关注，谁愿意别人触碰自己的泵奶用品呢？

如果没有私人空间，你也不愿意在公共区域洗泵奶配件。你可以把没有洗的配件放入一个带拉链的塑料袋里，然后放入冰箱（如果不是妈妈专用的冰箱，可以把配件放入带拉链的塑料袋里，然后放入一个不透明的袋子），直到你下次需要泵奶时再用。这可以让你下次泵奶时相当清醒。但是这个方式可以大大地节省时间和麻烦。即便附近有洗手池，相当多的妈妈在用这个小技巧。

如果你实在喜欢干净，为了在两次泵奶之间清洁泵奶配件，你也可以用特殊的泵奶配件湿巾，或者微波炉消毒袋（美德乐这两种产品都有）来清洁配件。

请注意，潮湿的配件，不论是上面沾着奶液或者水，都容易把湿气带入泵奶导管。你可以在每次泵奶后让泵奶器再运转几分钟，这样可以干燥导管。只要把导管从瓶子端拔下，让泵奶器运转，直到导管看起来干了。定期检查看看导管里有没有霉菌，一旦发现就马上更换导管。

所以，说明一下清洗的几种选择。

1. 吸干残留乳汁，在公共区域清洗配件，大部分人不会问你这是什么。

2. 把配件放在一个带拉链的大塑料袋里封上，把这个袋子放入一个不透明的袋子里。在两次泵奶之间，把袋子放在冰箱里，这样你只需一天结束时才清洗一次。（这是我喜欢的方式，尽管泵奶器的部件刚放在我的乳房上冰凉冰凉的）。

3. 多买几套吸奶器配件，这样你每次泵奶只用其中一套，然后每天晚上统一清洗即可。一天结束，把所有配件先放入带拉链的塑料袋，然后放在你的吸奶器包里。

4. 买清洗湿巾和微波炉消毒袋。

你可能不仅困惑于该用哪种方式，而且不清楚在两次泵奶期间，如何清洗以及清洗到什么程度。这里我不能告诉你该怎么做——我只能告诉你我自己以及其他妈妈们感觉舒服的一些方式。我采用这种方法的基础理念是母乳干净的。我想起彻底消毒时才会彻底消毒，也就是一周左右消毒一次。

一般上班时，大部分妈妈用水，或者加一滴清洁液，以及一把刷子（不要把刷子放在办公室厨房，否则一些蠢蛋会用刷子清洗他们的塑料容器的番茄酱）。我觉得用水管的清水即可，洗的时候确认吸奶器的每个角落都没有乳汁（如果你的吸奶器有一些小垫片，清洗的时候尤其要小心）。

如何存放母乳就无需解释了，不过我想提醒你有以下几个选择。

1. 办公室的冰箱或者冰柜：买一个不透明的可以完全密封的午餐盒，标注清楚。如果你办公室有一个喜欢偷吃别人午餐的家伙，他估计一看到盒子的标志很快就会失去兴趣。你还可以把母乳标注为婴儿食品。这样可以避免在办公室里用"乳房"相关的词语，免得有些人看到会反胃，还可以避免给你带来麻烦事。

2 . 迷你冰箱：你可以请求公司或者你自己购买一个迷你冰箱，放在你私密的泵奶场所。在两次泵奶期间，你也可以把泵奶配件都存放在这里（不要把母乳放在这个小冰箱里过夜，以免某个过于热心的看门人拔掉电源）。

3 . 冷藏包：每天带一个冷藏包，就可以把母乳放在你的办公桌旁边了。

## ● 演练穿衣

上班之前，你自己应该演练一下工作一天可能会穿什么样的衣服。

如果把去上班的整个过程都事先演习一下，你的焦虑就会减少许多，并且知道自己有能力做得到。演练也可以提醒你关注一些之前没有预料到的事情，比如提哪个包运输母乳穿过办公室？如何穿着上班的衣服泵奶而不至于把奶汁滴到衣服上？如何把所有的东西都放进背奶包，并带着包穿过拥挤的办公室？

你的演练应该包括几个部分：准备、演练、总结。

### 准备

如果你上班时有人帮你看孩子，就会容易许多。你应该练习让宝宝按时瓶喂。如果没有一个帮手，你就不得不自己独闯难关了。

多准备 1 ～ 2 顿的母乳，可以让你练习的几天有一个缓冲（请看第四章帮你估计宝宝需要的奶量）。

穿上上班时的衣服，并尽量找一个类似办公场所的泵奶空间——模拟同样的房间大小，是否安有门锁以及家具。按照第二章列出的装备要求装备你的背奶包。带上笔记本电脑或手机——你觉得一旦回去上班时需要带的任何东西。

## 演练

泵奶时不要让孩子待在房间，这样你泵奶时可以体会自己失望的感受（照片或者孩子的视频可以帮助你）。

做你在办公室可能做的任何事情：如果门没有锁就拉住门把手，在桌子上放一台笔记本电脑，写邮件或者做其他事情。要点是让你在上班之前感受真实的情景。

泵奶后把母乳放入瓶子里或储奶袋里。练习把所有东西收拾起来，穿过房间走到洗手池和冰箱旁边。这会帮助你意识到在泵奶的场所需要做什么事情。把奶瓶或者储奶袋放入冰箱，看一下你把母乳放在冰箱哪里，并且问问自己是否介意别人看见。

在洗手池边，如果你计划清洗配件，而不是用塑料袋密封并存放在冰箱这个方法，那就清洗配件，甩干里面的水，把配件放到容器里带回办公室。体会一下如果在办公室做这些事情你是否介意。如果答案是根本不介意，那么就用"里面塑料袋、外面不透明袋子"这个方法收纳配件。或者多准备几套配件然后回家清洗。

如果你预计会在车里泵奶，就这么试试吧。你可以在车库里泵奶，也可以在马路上，或者在你家附近泵奶。可以多尝试一些泵奶的方式，就可以把泵奶过程的神秘面纱揭下来了。

## 总结

做一些你喜欢的事情，吃巧克力，练瑜伽，或看真人秀电视节目。这是你辛苦工作的回报。

# 08  和上司聊聊乳房

是不是有些尴尬呀？

对于新手妈妈们来说，哺乳和上班不再是不可能的事情，也不再是几个英勇的妈妈手拿吸奶器躲在上锁的储物间里做的事情。这是美国的新现实。许多妇女需要生育完马上养家糊口，同时在最初的几个月或者几年中给宝宝提供乳汁。

美国的职场应该紧跟这种新的现状，需要配合出台一些硬性措施（规定、政策、基础设施）和软性措施（公司总裁和人事部门保护下的公司文化）来保证每一个职场妈妈顺利背奶。

欢迎回到当代职场妈妈们的现实生活。尽管我们在倡导和推动整个社会要适应新形势，需要当下的解决方案，尽管这些解决方案不会让我们在工作和哺乳时得到全世界的支持。

如今，即便在有哺乳政策的公司，许多女性还是任由她们的人事经理或者人事部门摆布。来自各方的支持会使得妈妈们重返职场继续哺乳喂养孩子的局面完全不同。文化和体力上的不支，经常会让妈妈们过早结束哺乳——这不仅会影响孩子的健康，并且影响妈妈们对雇主的看法。

不管你喜欢还是不喜欢，当你重返职场试图继续哺乳时，你的上司要么成为你最重要的同盟，要么成为你最大的障碍。所以是时候和他或者她聊聊你的乳房的事情了。

## ● 争取工作单位的最大支持

我采访过几百位妈妈，感叹于每个单位对背奶妈妈的支持相差甚远。我听到约一半的妇女说"我得到一些基本的支持"，约四分之一的妈妈表示得到全力支持，还有四分之一表示她们没有感觉得到任何支持，并且不得不自己解决许多问题。考虑到如此大的差距，你需要理解经理们和人事部门专家期待什么？对你成功（或者不成功）的定义是什么？这也符合你的利益。

在这个过程中，你需要传递的信息是：需要的时候，你将是团队里富有创造性的一员。哺乳宝宝的时光是短暂的，同时对你来说，为家庭效力和在职场工作也是重要的。这意味着你不得不继续参与这个游戏。

尽管言不由衷，你仍应表现出把完美的小宝宝放在家里，重回职场的兴奋之情。这个态度会有助于你，也可以证明女性可以成功地处理好工作和哺乳，雇主应该支持她们。

## ● 争取领导和同事们的帮助

我从公司经理和人事经理那里最经常听到的一件事就是，他们希望妈妈们在宝宝出生之前就可以提交一个泵奶方案（如果你已经生下孩子，不要惊慌，快速行动会有助于你）。他们希望看到一个雇员尽力想出她需要什么，以及如何让其与工作配合运转起来。他们想让雇员们以直截了当，而不是理所应当的方式来和他们谈。

和职场妈妈们以及一群经理、人事部门负责人聊了以后，我给大家做了一个十步方案。不过在你做方案之前，需要先做一些家庭作业。

请先阅读第六章，这样你就理解了自己的基本权利。我不建议你挥舞着打印了关于哺乳相关法律的一张纸，去向人事经理控诉，这样不可能创立能够得到支持的职场环境。

如果某一天走到了那一步，你需要知道自己的权利。但是请记住，你需要的是支持，而不是对抗。如果你到了感觉需要运用这个法律的地步，请用邮件的方式，即便你是先和公司领导在电话里谈论此事。为了以防万一，你需要用文字记录的方式。但是要考虑到申诉"这是我的法律权利"是你最后可以采取的方式。

你应该在单位建立同盟。寻找其他的新手妈妈，让她们成为你强大的后盾。从公司如何应对此事，你可以探究出公司是否支持背奶妈妈。其他的同盟候选人包括办公室经理或者善于解决问题的助手、新手爸爸（他们可能也洗过吸奶器的配件）、已经看起来像老奶奶的阿姨们。

你将会惊奇于这句话的力量："我回来上班时，就将考虑如何既上班又可以给宝宝背奶。如果我真的遇到挫折，我希望看到有几个人可以寻求帮助，而不是看起来很奇怪。"试着找一些同盟军，即便你还在家里休产假而不得不用邮件和他们联系。如果你这么做了，会感觉好一些。

## ● 一个可行的背奶方案十个步骤

这里有你背奶方案的路线图，简而言之：

1. 判断谁是参赛选手

2. 列出方案

3. 接近守门员

4. 解决问题

5. 确认你的安排

6. 要无赖（万一有了障碍）

7. 加倍努力

8. 回头检查

9. 培训你的同事

10. 做一个好公民

### （一）判断谁是参赛选手

要知道每种情况都是独一无二的，你首先需要做的就是设计出最好的路线图。在许多公司，人事部门可能就是开始着手的最佳部门，因为他们的职责就是遵守法律并支持员工。但是要考虑这种方式对老板意味着什么。

德布拉（Debra），一位人事部门主管认为你应该先和老板聊聊。她说："如果你先同老板讲，那就抢占了先机。"如果雇员先同其他人谈了此事，主管经理就会想："你为什么没有先找我？你是不是觉得我不会支持你？你是不是想越权而迫使我支持此事？"

另一方面，你可能已经确定你的老板不愿意谈论此事。比方说，你向 CEO 说了此事，你根据经验觉得这个人总是希望你需要什么时直接找人事部门。对于自己的处境，你绝对是专家，所以就根据你的经验和处境行事吧。

老板通常是最容易焦虑的。当你不得不对一个给你写年终考评的人说"泵奶"这个词时，你怎么可能给人留下一个职业女性的印象？

一个答案就是：你如此伪装。昂起头来，妈妈。惊奇于你你自己取得的成绩，骄傲于你既完成了工作还喂养了一个宝宝。除非她现在或曾经是一个背奶妈妈，你的老板可不会宣布这是双重胜利。如果你不自信，就假装非常地职业化，直到你做到了真材实料。

说到你的老板，先问问这些问题以便做出判断：

· 你老板有孩子吗？孩子的年龄相对小，还是大到他或者她已经忘记了孩子的童年是什么样子？

· 以前这个人是否有背奶的下属向他或者她汇报？如果有，找这个下属聊聊。

· 你的上司是男性吗？这可能会让你更加焦虑，但是也能够对你有好处。如果他比你都觉得这个话题很尴尬，或许你甚至不必再和他提起这个话题。你可能会发现你们两人之间形成一种暗语。"我得暂时离开一下"，你说。"哦，当然可以……"你的上司有点结巴地回答。他根本不愿意谈这个话题。

他只希望你尽快离开，这样就不必谈论此事了。太棒了，这也正是你想要的。

你的上司是不是非常看重工作效率和面对面的交流时间？如果是这样，你的方案就需要好好研究一下并且要无懈可击。

另一位人事部门主管洛丽（Lori）表示，你还应该评判一下工作单位的企业文化。在一个有许多年轻的雇员，积极进取、自由的公司，可能是一种谈话方式；如果是一个更保守的公司，或者员工的年龄比较大一些，你恐怕需要用一种更圆滑不得罪人的方式培训大家。

公司如果有人力资源部门，也需要评判一下，万一你有时会需要他们的帮助。如果可能，和其他的新手妈妈们聊聊，了解他们所知道的人力资源部门对背奶的支持程度，并且了解是否应该关注或者避开人力资源部门的某人。

问这些妈妈们，人力资源部门执行法律的程度如何。是因为有法律要求，所以只做到最低程度，还是因为他们很出色，可以做更多事情？或者他们只是想做所有法律方面正确的事情？问一下人力部门说的（我们对家庭很友好）和做的（比如反复催问一个快结束背奶的新手妈妈，以便他们可以要回集乳室的使用权）是否一致。

## （二）列出方案

现在你要给背奶方案打草稿了。首先，脑海里先想想你公司的环境，了解一下你的背奶可以如何进展。找到已经管理过背奶妈妈的经理。和你结交的妈妈朋友们了解她们都在哪里泵奶。写方案的时候，问一下这些人的建议。

现在想想你的方案应该有什么特点。人力资源专家指出，遵循以下原则的方案效果最好。

· 尽量早点提交方案。

· 采取一种一步步解决问题的方式。一位主管表示："如果你说，当我返回单位上班时，我想这样来喂养孩子，你可以帮助我吗？"我会说："我不知道你需要什么呢？你得告诉我。"即便解决方案不尽完美，人们也会感谢你付出了努力。

· 你与众不同。如果你做事情都是含混不清的，人们会认为你想占公司便宜。你究竟需要什么？要对你自己和上司坦率一些。

· 你设定和管理的背奶方案会如何影响你上班的预期。你的经理不必了解所有细节，但是她需要知道你会需要离开几次，占用多长时间，多短时间提前通知上司。

· 你要让上司了解你正在学习。休产假时，就学习泵奶需要多久，要先发制人，调整你的计划并告知经理："我正在学习。我意识到泵奶花费的时间要比十五分钟多一点——它似乎花了我二十五分钟。这样会对方案带来以下影响：＿＿＿＿＿＿＿＿＿＿＿＿＿＿＿＿＿＿＿＿＿。"

· 你的方案要包括如何培训别人。另一个人力主管指出："如果大家都没有经历过此事，你就要面对现实并培训大家，不管有多么尴尬。"

· 你的方案包括能保持工作效率不变的承诺。许多人没有意识到你泵奶的时候可以参加电话会议或者处理邮件。尽管不是所有经理都希望你泵奶的时候工作。如果你的单位工作节奏很快或者时间观念强，你的承诺会加分不少。

· 你千万不要有认为自己理所应当的态度。如果你想对朋友或者配偶自以为是，那是可以的。回去上班时，你可以不考虑自己的价值，但是你的态度应该是合作，而不是"我理所应当得到这些"。

· 诚实并且现实地面对你的工作安排。受限制的工作，比如在呼叫中心接电话，或者面向顾客服务的工作，需要你经常站着的工作。这些工作都需要你好好规划方案，以便让你的经理放心。你是否可以做到在每天两次十五分钟的休息时间去泵奶？这是"正常"员工的休息时间。恐怕做不到。这样你的方案就要写出你可能需要经理为你提供的便利，并且保证你可以顺利进行。也许这意味着你泵奶时要打卡，上班时间更长，或者泵奶的时候处理邮件。或许这意味着你要说出来自己的方案，这样就没人觉得你的休息时间比正常的要久，并且试图遮遮掩掩。

· 对你公司可以做到什么程度，要现实一些。"我们需要在这里放一个椅子"是可行的。"把公司唯一的会议室变成永久的哺乳室"恐怕做不到。公司没有欠你一个豪华的哺乳套间。当你结束背奶后，你肯定不想断了自己的后路。

既然现在你知道方案应该传达哪些内容，那就写下来吧。你的方案应该包括以下内容：

1. 哪里：你想利用的场所，以及如何使用。

**措辞模板：**

（如果你公司有一个哺乳室）我知道新手妈妈们利用＿＿＿＿＿＿作为哺乳室。我计划也用这个地方。为了可以使用这个场所，我需要走哪些程序？

（如果公司没有哺乳间）研究了公司的平面图以后，我建议我可以利用＿＿＿＿＿＿泵奶。

2. 何时：你利用这个场所的频率和时长。

**措辞模板：**

我每天需要泵奶三次，每次大约需要 20 分钟。我不知道自己哺乳的时间有多久，不过美国儿科医学会建议一年。

3. 什么：根据你朋友们的建议，为了让这个方案实施，你需要什么？尽量提前多解决一些问题，这样你就可以提出解决方案。如果这个屋子需要一把锁，和办公室经理谈谈，然后在方案里备注，我已经找到一个潜在的解决方案。

**措辞模板：**

房间没有锁，为了避免撞见同事的尴尬，我希望可以给门安上一个锁。我已经和办公室主任说了此事，她估计费用大约＿＿＿＿＿＿美元，预计＿＿＿＿＿＿天完工。她正等着您的签字以便开始着手。

4. 工作效率：包括你如何可以保持工作效率的技巧。

泵奶的时候带上手机或者笔记本电脑，找其他人帮你替班，或者在家里再加班。

**措辞模板：**

我计划在我的日历上标出泵奶的时间段，如果这些时间段和某个原本定的会议冲突，我将提前计划，届时以电话会议的方式参加会议。我将和团队一起让这个方案可以顺利进行。

另外，为了方便您，如果可能，周三回来上班。在您调整工作安排时，我觉得刚回来上班时最好不要工作整周。

## （三）接近守门员

既然你已经知道了你所需要的基本东西，并评判了哪些人可以探讨此事，还写了一个草案，现在是时候和给你发工资的老板聊聊你乳房的问题了。

即便在同一个公司里，每个员工情况都不同。你公司的人力资源负责人和你的直属上司对此事有巨大的影响力，他们会决定此事是否尴尬，以及你可以得到的支持力度。和一个有职权的人探讨如何可以上班泵奶是一件既尴尬又困难的事情，也是一件怪异的事情。我们都不愿意对上司或者同事说"泵奶"和"哺乳"这些词。但是只有和他们谈话，才可以搞定此事。

我采访的每个人力资源专家都建议最好在休产假之前就进行这个谈话。在孩子出生前几周，和上司预约一个简短的会议。脑海里记住这次谈话的几条原则。

· 做好会有一连串反应的思想准备。不管你做什么，都不要失去冷静，不要威胁，不要用法律用语，不要哭泣。

· 除非你事先已经确认过，否则应该假设你的经理对哺乳一无所知。（在生育之前你知道如何哺乳吗？）你不需要告诉经理如何哺乳的细节，但是不要假设这个领导熟悉哺乳。

· 如果你的上司对这个话题感兴趣，可以再告诉一些数据，即母乳喂养可以减少婴儿的疾病，所以也相应减少你请假的次数（请参考第十八章的资料）。如果你的上司特别吹毛求疵，那就让你的儿科医生写一个证明。如果你的上司比较通融，就不要自找麻烦写这个证明了，因为这可能会让上司感觉不爽。

· 你可能因为休产假已经对公司产生了内疚的感觉（假设你已经休了产假），所以你会觉得再提出要求有些难为情。不要道歉，但可以说谢谢。练习一下你要说些什么，并且练习不要说："对不起。"因为不愿意给对方留下你认为自己理所应当得到这些方便的印象，你可能也不愿意给这次谈话定的基调是你得到了巨大的恩惠。

深呼吸一下，坦率地表示这次谈话有多么尴尬，可以试着这么说："你看，这个话题很尴尬，也让我感觉不自在，但是我们不得不进行这个谈话。我休完产假后计划继续哺乳。所以上班期间我需要泵奶。（备注：如果'泵奶'让你觉得怪异，也可以用'挤奶'这个词。不过许多人并不会知道这个词的意思，所以你甚至会感到更加尴尬，因为你不得不先解释这个词的意思。）我起草了一个方案，感觉这有助于每个和此事有关的同事。我想和你分享一下并听取你的建议。"

有的经理会马上说："去和人事部门谈吧。"如果是这种情况，没有关系，因为至少你已经尊重了自己的上司。你甚至可以自己主动提出来，这会让你的老板感觉轻松："我很乐意去和人事部门商谈此事，但是您是我的上司，所以我想先请示您。"

不要一开始就害怕了。恐怖故事讲起来是最精彩的，并且每个人都有恐怖故事。不过大多数经理会大力支持背奶的员工。

梅利莎，一个公司的总经理。有次她的一个主管汇报说自己怀孕了，她就知道公司需要一个哺乳室。她和人事部门一起营造了一个很棒的哺乳室。人事部门给员工们发了一封措辞模糊的邮件（以免让新手妈妈们尴尬），让大家知道会客室有其他用途，近期不能预定。新手妈妈还可以得到一个迷你冰箱，放在办公桌下面。慢慢地，梅利莎和同事们发明了一套"我需要去泵奶"的暗语。紧急情况下，如果梅利莎自己需要泵奶，她也会尽力让员工做后盾。

如果你实在胆小，我不是在评判你是否如此，你也可以省去这个环节，发一封邮件而不是面谈。这里有一个参考模板：

**主题：我计划休完产假回来上班**

亲爱的＿＿＿＿＿＿＿＿：

　　我想提前做一个方案来规划我休完产假后回来上班，为了提高产后工作效率，其中部分内容是提前规划回来上班后如何泵奶。

　　为此，我需要每天好几次在一个私密的房间泵奶。为了能让这个过程既简单又高效，我做了一些功课，并且做了一个我自认为可以顺利进展的方案。这个方案尽量减少消极影响。我希望您可以尽快浏览一下这个方案以便听取您的建议，这样在我休产假之前我们就可以步调一致了。我们可以约一个时间谈论一下吗？

　　非常感谢！

　　如果最终结果是你的上司建议你去找人事部门谈论此事，那谈话的内容就完全不同了。这原本就是人事部门的工作：和员工进行尴尬的谈话，并且支持他们。和人事部门谈话时，根据你的性格以及和你具体谈话的人事部门负责人的情况，你可以把谈话内容略微调整一下。

　　人力资源专家凯西（Kathy）鼓励大家和人事负责人坦率地谈话。你可以提前和一个朋友或者关系较好的同事练习一下，看看哪种说法让你觉得最自然。

　　另一位人事专家洛丽建议，话题可以从询问先例开始。之前有过这种情况吗？公司是怎么处理的？如果你觉得气氛不错，就玩一把装聋作哑："我不太清楚这件事情怎么操作。作为开始的第一步，我做了一个方案。不过我希望听取你的意见，知道当我回来上班时如何才能实施。"

几乎我采访的所有人事部门的人员都认为以上做法有帮助。如果人事部门没有向新手妈妈们说明集乳室如何运转的文件，那就起草一个，这样可以让下一个新手妈妈轻松一些（这也可以提升人事部门的形象）。如果公司有一间屋子需要稍微调整一下才像个集乳室，那你就起草一个文件注明需要做哪些事情。帮助人事部门也是帮助你自己，还会帮助后来的妈妈。

## （四）解决问题

一旦进行了此次谈话，那么潜在的好处就有许多了。你会震惊于自己得到的支持和关爱。你甚至都可以有种感觉，只要没有打扰人事部门负责人，你可以随意让这件事运转起来（不见得是坏事）。不过你可能清楚地感受到，尽管他们从技术层面让你做此事（前提是你受到法律或者公司政策的保护），没有人为此特别高兴。或者说，如果不是有法律保护，你可能会得到很直白的回复："你不能这么做。"你无法预测结果，但是你可以未雨绸缪。

如果你想正面向公司表达自己得不到支持，那就要备好自己下一轮的弹药了——关于职场哺乳的一些数据（可以看第十八章有关资源）。做一个更加具体的方案，显示可以把泵奶对工作的影响降到最低，以及其他女性成功泵奶的建议。稍微隔几天再心情愉快地去找相关人员。如果你依旧吃了闭门羹，那是时候提出你拥有的那些法律上的权利了，不过依旧心情愉快地交涉。做任何事情都要合情合理，以避免树敌。

德布拉是一位人力资源总监，她曾经在关于哺乳问题谈判桌的两边都待过，她的建议是："公司对你的态度可能是'如果你回来上班，我希望你100%回归'。但是如果你是一个非常出色的员工，他们难道不愿意在一年的时间里，得到你90%的精力投入工作，然后公司可以在更长久的时间里得到你100%的精力投入？"当然，你恐怕不能对外大声这么讲，但是我打赌回答是肯定的。了解自己对公司的价值，这样你会有信心来证明自己。

把冠冕堂皇的建议撇在一边，我们的职场妈妈们都是历尽艰辛，来这里分享她们的战斗故事和解决方法。并不是每人都有完美的结局，因为这的确是一个困难的领域。

医生埃米莉（Emily）曾经打过好几次仗："作为医院的员工，只有哺乳间没有住院人员使用时，我才可以用。所以上班后的第一个月，我都是在卫生间里泵奶。"我把泵出的奶放在扶手上，但是奶洒了。于是我给上司和人事部门主管写了邮件，要求他们改善条件。他们给了我一个房间，但是屋子有一个窗户。后来我终于可以平等使用医院的哺乳间了（交涉时我引用了"平价医疗法案"，并且让其他妈妈同事签了请愿书）。但是我们只被允许离开工位十五分钟，收拾好用具，乘电梯上去，排队等候，泵奶，清洗、收拾用品，然后回来工作。

凯莉（Kelly）是一个来自城市的员工，打赢了她的战役。"没有一个全市通用支持哺乳妈妈的政策，所以我公司的人事负责人对我泵奶一事毫无头绪，感觉不爽。我不得不争取到一个单独的泵奶房间。她开始让我用会议室，但是经常有人预定会议室，或者因为没有门锁然后有人突然进来撞见我。最后我对她说，如果没有单独的房间泵奶，我就准备给自己的工位拉上帘子，在里面泵奶。于是我得到了这个房间。"

莎拉（Sarah）是一个大众传媒专家，但是她无法清除一些明显的障碍。"公司让我在卫生间泵奶。而我所在的州明确规定泵奶不能在卫生间，于是依据州的法律，我给他们上了一课。他们找到一个屋子符合州的法律。但是从我工位走过去太远了。我试着用同一个楼里的办公室，于是给储藏室安了一个窗帘。最终，我放弃了泵奶。"

莫莉（Molly）是一位律师，她选择了培训周围的同事。许多和我共事的妈妈在回来上班前放弃了哺乳，所以公司压根没有考虑到泵奶的情况。我不得不向上司解释我哺乳女儿的决定是出于医学考虑，而不是出于选择一种生活方式。

撞上你上司的南墙是一件伤心的事情，我的确没有一个容易的解决方案。如果你还要考虑家庭的生计，就会让哺乳一事更加复杂。一旦你重返职场，有许多因素不是你能控制的。我希望你不论结果怎样，都会因为尝试过而骄傲。

## （五）确认你的安排

如果公司同意了你的方案，给人事部门和上司发封邮件，感谢他们的支持，同时抄送你认为合适的相关人。请他们有任何想法都回复一下，这样你们都可以做到信息共享。

这样也可以得到他们的书面支持。在邮件的开始和结尾都要提到你的目的是为了重返职场后工作更加有效率，并且全身心投入。

当你休产假时，发一封提醒的邮件：

·提醒他们你回来上班的时间。

·再次陈述你方案里提到的最基本的需求。

·抄送可以给你帮助的任何人，提醒他们之前已经达成的协议，并且请他们确认已经做了的事情。

**休产假时确认邮件的模板：**

来自休产假妈妈的问候！谢谢您这次帮助我，对我的家庭来说，意义重大。

我计划回去上班（具体日期）。我保证会顺利地切换回工作，再次附上我之前发给您关于泵奶的方案。

我希望得到您的帮助，在我回去之前确认一下是否已经具备最基本的以下条件（举例）。

1. 哺乳间的门锁。

2. 哺乳间的小冰箱。

我应该和谁确认这些设备已经就位，并且上班第一天就可以拿到一把钥匙？

再次感谢！

## （六）"耍无赖"

如果你为了解决问题付出了许多努力，而你的上司和人事部门的人却都是混蛋，千万不要失去冷静。听听他们说什么，感谢他们花时间处理此事，然后出去深呼吸一下。当然会有阻力，并且对于级别较低的女性来说，阻力就更多了。你的经济现状恐怕让你更无法说出："忘了这事吧，我准备辞职，然后找其他工作。"如果出门找一家更友好的工作环境不是你的选择，你可以有几种"耍无赖"的方式解决问题。毕竟我们都是职场妈妈，知道如何解决问题。

如果时间是一个问题，见缝插针利用你日程表上的任何时间。利用休息时间或者午餐时间，利用上厕所的时间，即便拿着一个手动吸奶器。就算上班时一天只能泵一次奶，也可以在某种程度上保持分泌母乳，并且可以给你的宝宝提供最棒的母乳。你可能不得不给宝宝补充一些配方奶，但是每天就算有一点母乳也是一个伟大的成就。

如果场地是个问题，那就后退一步，想想你是否应该直接通过正式渠道争取到你需要的东西。想想你可以在哪里泵奶——即便是在你的车里，或者在关系不错的同事办公室里，或者所有人都似乎忘记了的储物间——找到你自己的空间。

当准备"耍无赖"时，你的盟友是必不可少的。和你周围的人谈谈你的处境，在你需要时请他们帮忙并掩护你。发明一套暗语，这样你需要去泵奶时他们明白你的意思。

杰米（Jamie）描述道："我们公司文化太可怕了，但是其他妈妈们都很支持我，即便我们除了分享如何与公司斗智斗勇的故事就没有其他事情了。有的人还让我在他们的办公室里泵奶。"

不要忘记你公司的后勤设备部门人员、办公室经理，或者系着工具腰带各处转悠的那个家伙。有些时候，你甚至可以迂回绕过公司的制度体系，直接让这个家伙给你房间钥匙。

## （七）加倍努力

如果你公司的人事部门已经表示了想让办公室更适合员工，你甚至可以建议他们为新手妈妈们建一个集乳室，或者利用你自己的时间和金钱作一些改进。在人事部门的眼里，成为一个有帮助的好员工肯定没有坏处。

下面是我的一个朋友写给她公司人事部门的信。她工作的行业是男性主导的，她意识到如果她自己不教人事部门演练一下整个流程，没有人可以做到。

**对人事部门极其有帮助的信的模板：**

亲爱的＿＿＿＿＿＿＿＿＿＿：

我想和你分享一些建议，以便改善一下办公室的"妈妈休息间"。我关注了一些低成本的东西，它们很有帮助，并且可以提供效率。

·至少两把舒适的椅子。

·可以放吸奶器和奶瓶的桌子。

·小冰箱。这样妈妈们就可以把母乳放在小冰箱里，而不至于尴尬地放在办公室的厨房里影响大家。

·小冰箱里的瓶装水。

·纸巾盒。

·一碗即食麦片条。

·可以让妈妈们泵奶结束时整理形象的镜子。

·可以让妈妈们相互交流的白板。相互支持可以让员工对公司更加忠诚。

·微波炉，用于蒸汽消毒泵奶配件。

·意见箱，用于收集大家的反馈。

·一本"新手妈妈指南"，包括相关政策和支持措施。如果需要，我很乐意来写这个指南。

我很乐意和您探讨此事。谢谢！

## （八）回头检查

一旦你的方案已经开始运转，不要让它处于自动驾驶状态。埃尔莎（Elsa）是一个人力资源主管。她指出许多女性忘记和经理在休产假之前和之后保持联系。

当你休产假的时候，很自然你的上司会担心那个小宝宝的吸引力太强大了，以至于你不会回来上班。所以如果你计划一定按时回来上班，给你上司发条信息确认一下。这样他就可以在记事本上删去关于你的一个问号。在上司眼里，肯定会觉得你是积极主动的。这没有坏处。

一旦你回来上班并且背奶，沟通联系并没有结束。你可能倾向于不再和上司谈论关于泵奶的事情，尤其最开始的谈话会比较尴尬。不要向这个诱惑投降。

回来上班几周后，告诉你上司最新进展情况。如果所有事情都按照你的泵奶方案进展，就把这个情况告诉上司，并表示感谢。因为事情都按照预定方案进展，这也会让他安心。

如果事情有了变化（比如，泵奶需要花费二十五分钟而不是十五分钟），需要他知道的话就告诉他，并且告诉他你采取了哪些调整方式。这样做会让你的经理安心，让他知道你依然掌控着局面。如果他已经注意到你花费的时间比事先谈论的要久，这样做也会避免他认为你利用这个情况滥用给你泵奶的时间。你可能觉得这些事情都没有必要做，但是在你上司的眼里，这样做会显得你更加专业。

### （九）培训你的同事

人事部门的埃尔莎表示："在背奶这件事上，同事是最容易被遗忘的一群人。你可以花费很多时间做你的方案，或者和你的上司探讨如何实施此事，以至于你忘记去培训同事，也忘了跟你的下属说即将发生什么事情。你的同事和下属经常最不了解此事，最终会感觉尴尬并且两眼一抹黑。在一些行业，由于安全原因，你的同事需要知道你去哪里了。"

一旦培训了他们，一些同事在你需要的时候就可以替补你。一旦他们知道是什么事情，他们就不会大声问一些可能比较尴尬的问题："包里是什么东西？"或者"每天你隔几个小时去哪里了？"

事先培训同事可以在小组开会的时候。如果你觉得一对一更恰当，也可以那么做。你没有必要大张旗鼓地告诉整个公司，只是那些你日常有工作接触的人即可。

简单解释一下你将做什么事情以及做的频率（承认这是一个有点尴尬的话题）。你不需要大家为此做什么特别事情，但是会感谢他们的支持，这样就万事大吉了。不要做得过分，也不要没完没了。没有同事需要花上半个小时来谈论你的乳房。

### （十）做一个好公民

一旦上班背奶，不管你喜欢与否，在你同事的眼里，你就是一个背奶妈妈的象征，一个模范榜样，一个活生生的例子。你对以下事情都负有责任：对你生完孩子后的职业生涯，对同时期和你一样背奶的女性，对后来的背奶妈妈们。

首先，你必须看上去非常专业。我听过好几位人力资源专家说过，当你重返职场，即便是最支持你的经理们、公司高层，还有一些同事都会盯着你。他们会看着你，想弄明白："她真的和以前一样吗？她可以全力投入工作吗？她真的回来上班吗？"

不论喜欢与否，对于那些想确认你没有"回归"工作的人来说，你上班所做的任何与孩子相关的事情都会在他们眼里迭加起来：每次因孩子生病而早退，每次离开会场去泵奶，每次取出孩子的照片和同事们谈论。这并不是说你不能做这些事情——人力资源专家特别强调——只是你应该关注这些行为并且将最重要的事情放在首位（比如泵奶）。

不要让一些不重要的事情（比如过多谈论宝宝并展示照片）占据太多的时间，或者引人注目。所有这些"宝宝相关的东西"会让某些人通盘考虑。如果他们厌恶你过于关注你的宝宝，恶果是你的泵奶时间有可能被挤压。

你不想被贴上标签，说你上班时花费太多的时间在宝宝身上。用一位明智的人力资源专家的话说："不要让其他人为你写文章——你才是作者。你自己写需要描述你的内容。"否则其他人就会越俎代庖，而你可能不会喜欢。

不要想当然地认为你应该有泵奶时间，还有一个小时的午餐时间，外加其他休息时间。休息时间进行一些调整，因为你已经把休息时间用于泵奶了。是的，我知道，新手妈妈为宝宝泵奶感觉不像是"休息"。但是在你的雇主看来，不论你去做什么事情，都不算工作时间。

最糟的剧情？你认为："你说我可以用这段时间去泵奶。"而你的经理则认为："她的社交活动太多了。我猜她没有感激我们支持她泵奶。"

关注一下你的时间是如何度过的。你的孩子断奶后很长一段时间，你希望让自己看起来是公司一秒钟也不能缺少的人。

为了那些同时泵奶的妈妈，一定要礼貌使用集乳室。有些女性如果感觉不舒服，就不能分泌乳汁。另外，你也不想让管理层后悔给你提供了这个屋子。对别人心存感激，这样管理层和人事部门也会欣赏你。

而对那些等在你后面泵奶的妈妈，你不要仓促行事，但是也不要滥用你的泵奶时间。你不想让任何人怀疑你花费超过你需要的时间。总有人休息时间超时，或者休息时吸烟或者和同事聊天。不要成为那个人，如果那样，就会让后来的妈妈们日子不好过。

# 09　创建泵奶的良好工作环境

恭喜你：你的吸奶器装在了一个时尚的黑色手提包里（如果是一个普通的包，你宁死也不会愿意背）。你知道如何泵奶。你已经咬紧牙关和上司谈了此事，你也知道去哪里泵奶。现在是时候开始做此事了，保护你的空间和时间，同时还要承受把乳房和工作混在一起而带来的尴尬。

## ● 挤出并捍卫泵奶时间

将哺乳和工作结合在一起是艰难的。但是我从无数妈妈那里听到的是，挤出并捍卫泵奶时间是所有事情里最艰难的。

首先，你刚休完产假，想急切地证明自己可以胜任工作。其次，你有一堆积压的工作要处理，还要根据其他同事的日程去安排会议、电话会议，这些人根本不会顾及你的泵奶时间表。所有这一切让你很难每天为孩子挤出几次泵奶时间。

阿莉莎（Alisha）是一个财务经理，在她的日程表上专门留出了泵奶的时间。她的上司不明白为什么每天同一时间段她的日程总是被占着，以至于上司无法安排会议。

当她解释这是自己的泵奶时间后，"他看上去很焦虑。他是支持我泵奶的，但是我感觉告诉他实情让他不太舒服。他看起来挺搞笑的"。

坦率地讲，有些工作的性质比其他工作更利于安排泵奶时间。想象一下你在参议院一次漫长的辩论中无法脱身，随着时间的流逝，看着自己的乳沟越来越深。医院的医生有很少或者没有休息时间。警察或记者可能一整天都在外面。

律师经常在法庭里待很久。餐厅服务员和厨师总是处于待命状态。老师经常一节课接着一节课，可不想和孩子们谈论泵奶的话题。

丽萨（Lisa）说，作为一个老师："我几乎没有时间去厕所，更别说泵奶了！学校说我可以用医务室泵奶，但是我感觉那里细菌太多。"最终我选择了在教室里泵奶，还得对付突然进来的看门人和小孩子，尽管门是锁着的。我没有勇气，所以我只能在上课和会议的空隙时间里泵奶。

有一些职业使得上班泵奶更加艰难。即便是办公室做案头工作的妈妈们都很难规划泵奶时间，所以我们职场妈妈专家在此给大家一些最好的建议：

·不要放弃。不要感觉"你不允许自己停止哺乳"，而是感觉"忍受几周后你就可能找到自己的规律"。最开始的几周或者几月经常是最艰难的，感觉长路漫漫。千万不要在最艰难的一天做出重大决定，哺乳如此，人生也是如此。

·一次次告诉自己：这样做是你的权利。你有足够的聪明才智做此事，并且这样做对公司是有价值的。

·试着不要道歉。这可能是困难的，但是说"对不起"就意味着你在做错事。

·申请并且争取你需要的东西。我不断听到一些妈妈都是通过艰难的方式才学会这么做。询问的时候，不要唯唯诺诺地说类似"嗯，你是否觉得，如果这样不是太麻烦的话……"问的时候要说："我准备每天泵奶三次，每次二十分钟。"用一个妈妈的话说："早点并且经常划定你的边界。"女性倾向于不愿意去争取原本属于她们的东西，不论是涨工资还是提职，在会议中占上风或者泵奶的时间。

·把泵奶和不得不去小便一样归于同一类。它是需要排出你身体的一种液体。如果某人要阻止此事，实在不合情理。让这种想法给你勇气。

·该是什么就怎么说。我采访的许多女性表达了遗憾，因为她们当时没有大声说出她们需要做什么。每个人都是绕着圈子表达"泵奶"这个词，因为说出来让她们觉得尴尬——她们总是试图回避直接说出口来。如果是我怎么办？如果有人听不懂我的暗示，依旧问我要去哪里，有时候我就会说："我不得不花几分钟做一次妈妈。"如果我有点生气，就会直截了当地痛击他们一下："我准备用一个机器从我身体里挤出奶。"我觉得应该看看他们吃惊而沉默的样子。我会一路笑着走去集乳室。

·记住许多人不知道会发生什么事情。在我们之前的几代人的时代，社会上并没有大力宣传母乳喂养。大多数人根本不知道什么是身体的供给和需求。所以大家也不会明白你必须去泵奶。在你的许多同事雷达发射区域，没有这件事的信号。

·利用你的日历。留出你的泵奶时间——如果你觉得有必要，就将这个预留安排称作"泵奶"，或者称作会议、电话、私人会见。或者安排"写邮件"时间，并且穿一件免手扶泵奶文胸，这样你就的确可以处理邮件或者类似的工作了。你可以随便把预留时间称作任何你喜欢的名称，以免让你周围的人侵占这段属于你自己的时间。如果有人想在同一时间给你安排工作，把这个工作推后。

· 比预定的时间提前泵奶，这样需要时就可以做其他事。比如说现在是早上九点，而你通常在十点泵奶。但是你这会儿感觉没有心情工作，那就去泵奶吧。这样一个小时后你就可以做其他事。

· 利用你的电话。计算一下你几点可以参加电话会议，而不是必须亲自在场。用一条披肩披在吸奶器上面，让吸奶器的声音不被听见。然后拨入电话时使用静音键。

· 和你的车做朋友。一些女性发现上下班路上泵奶是最放松的泵奶安排。你独自一人（除非算上路上其他的司机），时间属于你自己。你可以听音乐，你的注意力在其他事情上，而不是盯着泵出了多少奶。第十章将更多介绍车里泵奶。

· 不要让泵奶离你而去。如果哺乳是你的首要选择，一定要告诉周围的人。如果时间流逝，三天、四天、五天，你都找不出泵奶的时间，你会发现自己这样做，不仅破坏了身体的供给系统，同时让你的老板愤愤不平。因为老板也需要不断努力，才能安排出你的泵奶时间。

· 不要因为错过或者缩短一次泵奶（或者几次）而让自己有压力。糟糕的一天并不会毁了你身体的供给系统。

· 对你的日程要善于创新。我采访的一个老师说，她的校长把她所有的课连在一起安排，这样她就可以尽快回家看宝宝。也有的妈妈缩短工作时间，以便可以有时间哺乳。

有些工作可以和公司谈判，争取哺乳期间在家办公。有些妈妈需要哺乳时，让看护人把宝宝带到公司来。

· 当你把宝宝送到托儿所时（无所谓你宝宝的托儿所情况如何），试着立刻在那里喂宝宝奶。然后接她的时候再马上喂奶。有些妈妈身体对吸奶器没有反应，或者工作时无法安排出许多泵奶时间，用这个技巧就可以减少一次或多次工作时的泵奶。

·记住事情（通常）会越来越好的。最开始的几周最艰难。因为你需要适应工作环境，想念你的宝宝，并且要面对新的现实情况培训自己和同事。焦虑和尴尬都可能会减少的，因为大家会通过这样那样的方式了解什么是泵奶，为何、何时你需要泵奶。你泵奶的次数也可能会逐渐减少，因为你的宝宝开始吃固体食物，并拉开喝配方奶和母乳的时间间隔。

·继续前进，偶尔忘掉泵奶这件事，无所谓怎么去"忘记它"。大哭一场，发疯似的对你伴侣发泄情绪，或者对一个充满同情心的同事温柔地诉说。你没有必要必须保持完美，或者震惊于自己的失态。

## ● 四类同事

和你经常接触、知道你在工作期间泵奶的同事，会有四种类型。

1. 愤愤不平的同事

这些人把你休产假看作"度假"。所以他看到你上班时花时间泵奶很不高兴。一个克制的人会把这种不满积累起来，通过其他形式表达出来。一个直言不讳的同事会大声质问为什么其他同事每天不能多次休息。这样的人都是混蛋，你恐怕也不可能在上班泵奶这个话题上争取到他们的支持。

2. 不妥言论制造者

这种人对你的乳房分泌母乳这件事情感觉不爽（真令人惊讶！这又

不是取悦你的礼品包），所以用各种方式来掩饰他的不爽，比如令人尴尬的笑话（"省下点乳汁给你老公加到明天早晨的咖啡里吧！"），令人不快的手势（最喜欢"挤牛奶"的手势），还有提问（"你是不是准备孩子考上大学以前一直哺乳？"）。

3. "我宁愿不知道此事"的同事

这种人不会抱怨也不会麻烦你。他希望事不关己、高高挂起。没有关系。你不需要让每个同事都成为你的同盟军。只要这种人不是夸张地显示"我不想知道此事"，引起他人的注意，这种角色完全不必在意。

4. 你重返职场后发生的最美妙事情

我所知道的每个承受过背奶煎熬的妈妈，办公室里都有几个这样的同事。这些人有以下几个特点。

·他们基本理解将会发生的事情。

·他们会问你怎么可以帮到你。如果有人这么做了，你一定要认真对待。给她念这个清单，把她当作你精神上的盟友，必要时寻求她的帮助。下班后有机会就立刻给她买一杯咖啡。

·他们会在桌子上准备一些零食，并且不会故意讲一些科学道理，比如"哺乳一天消耗 500 卡路里"。然后问你为什么生完孩子后体重还没有掉下来。

·他们提供自己的办公室或车让你泵奶。

·他们让那些乌鸦嘴或者言行不妥的人闭嘴。因为有些时候你不想和这些人独自开战。

·当你需要离开一会儿时，他们会使用暗号。有时候会议拖延，或者有人宣布："我们午餐时要继续开会。"——你顿时感觉身体里的血液都冰凉了，因为你想着自己肯定无法泵奶了。于是你用暗号和你的盟友交流，这些人会想方设法让你摆脱困境去泵奶。他们会宣布"可以有一个短暂的休息"。突然间，在我眼里他们简直就是超级英雄。

·他们认为你依旧完全胜任你的工作，并且会找理由证实。他们不会关注你表现糟糕的一天，然后就认为你无法应付工作。

## ● 愚蠢的家伙、混蛋、尴尬的插话人

不管你办公室是否有特别多的怨声载道的人，还是有特别多善良的人，有时你会发现自己处在一种尴尬的情景中，旁边就是同事。比如你感觉自己乳房越来越肿胀，而有的人却不管你的痛苦继续和你聊天。你可以直截了当对这个人说："我不得不离开几分钟去泵奶了。"或者从你找借口的弹药库里随便找几个理由脱身而走（"哦，我的天呀！有一个电话会议我马上就要迟到了 / 我血糖低，现在感觉有点头晕 / 对不起，我要去一下洗手间"）。

梅利莎刚休完产假就当上了一个律师事务所的合伙人。她们律所的传统是新的合伙人要一整天待在办公室，然后同事们会前来拜访表示祝贺。她不得不低下头，猫在自己的办公室里泵奶，而同事们不停地敲门想进来。

珍妮特（Janet）是一所小规模大学的顾问，她的同事中有几位是年轻妈妈。她发现尽管自己已经把电子日程的一些时间段标为"私人时

间"，还是有同事习惯于时不时过来，她不得不尴尬地解释自己为什么不能陪他们聊天，并且关上门。"更尴尬的事情？""给一些依旧是学生的同事解释什么是'私人时间'。"

丹尼丝（Denise）的办公室有时只有她一人，所以她有时不得不系着哺乳巾就走到办公室前台让客户进来。

坎达丝（Candace）是一位人力资源经理，好几次都被锁在了办公室。有时，CEO敲她的门时总是不能领悟她的暗示，因为当时她喊道自己现在很忙，忙完以后会去找他。"我实在无法开口告诉他我正在做什么。"她回忆着当时的情景。

杰茜卡（Jessica）是一位筹款人，有次不小心把母乳洒到了办公桌的键盘上。"于是有一封邮件群发给所有员工，写着'公司某位员工出了一个小事故，影响了公司的设施。这个设施有可能被泼洒的液体损坏（包括母乳）。如果再次重复这样的错误，就可能让员工个人赔付损坏的设施'。"

珍（Jen）是一位顾问，她生了孩子后膀胱有问题。有次不得不泵奶后飞跑到会议室，结果途中她的裤子就湿了。

我们中的大多数人有时泵奶期间就要参加一个电话会议，有时会听到电话另一头有人问："有人听到奇怪的嘶嘶声了吗？"

有时你的内心还不得不受到痛苦的煎熬，不知道同事们会不会听到自己泵奶的声响，他们会不会好奇自己正在做什么？他们会怎么想？如果其他房间的人听到（许多房间的隔音效果并不好）或者知道你在做什么，你如何应付他们？这取决于你和同事关系的好坏，以及你自己如何看待泵奶这件事。如果有同事问起此事，最大的可能是他们不知道这个声音是什么，或者不知道吸奶器是如何工作的，所以他们出于好奇会问你。

想一想上厕所的时候（你知道，会有撒尿或其他声响），如果你发出了声响，没有人会问你"你在那里做什么呢"，没有人会被冲厕所的水声吓坏。大家都知道你可能在边看苹果手机边解大便。每个人都知道卫生棉条的事儿。众所周知，所以无人询问。想一想你如何才可以赶走大家的神秘感，以及自己内心的焦虑。有时需要一些勇气才可以澄清事情。

在护卫自己的泵奶空间这件事情上，你要更主动一些。请人事部门的同事给集乳室安上一个锁，以电子日历或其他形式，让这个房间只有泵奶妈妈预约才可以使用。与其在你再不泵奶乳房就要爆了时才把别人赶出房间，还不如早作准备事先安排好集乳室。

## ● 应对泵奶的压力

在背奶旅程中，你会遭遇到令人惊讶的评论或举止，有时来自老板，有时来自同事。

劳拉（Laura）是一个研究员，她的老板表示支持她背奶。但是在写工作总结时，他问罗拉为何一天离开两次。罗拉回答："我去泵奶了，你说支持我的。"她的老板则说："我的确支持你泵奶，但是你应该在办公桌前完成此事。"

埃米莉是一位医生，她说："我的老板的确支持我的决定。但是一个中层经理让我等了很久都不能去泵奶，以至于我的乳汁溢透了溢乳垫、运动文胸、T 恤和外套。当时太可怕了，至今仍让我难为情。"

艾莉森（Alison）是一个律师，她回忆道："我的一位女性合伙人告诉我参加法庭审判的当天不能泵奶。因为她不能冒风险，让法官听到卫生间里'奇怪的声音'。法庭审判'也不可能因为我每次要去泵奶而中止'。"

克里斯蒂娜（Christina）是一个律师助理，感觉抽时间去泵奶的压力特别大，因为其他女性同事总是提醒她休息了几次。

萨曼莎是一个新闻从业者。在她泵奶的九个月里，人事部门发了无数封邮件，问她何时才可以不再用那个房间。"因为其他同事也需要使用。"

如果你的背奶时间超过一年，这些侵略性的言行就会升级。过了某个时间节点，有的人会认为你背奶时间"太久了"，有的人会问你怎么还在继续背奶。我不是让你要听从这些人的话——这是你自己的决定。我只是预先提醒你可能会发生这些事情。

你应对这些言论和压力的策略取决于你的性格、你的工作环境以及与发表这些言论同事的权力关系。

我倾向于采取正面回击的方式出击（除非是一个位高权重的人说了这句话。如果这样，我会想一个过些日子卷土重来的高招，然后暂时先不用那个房间）。有一些我采访的妈妈利用幽默来化解，然后继续我行我素。许多妈妈则是埋下头去，让那些言论滚得远远的，然后接着做自己要做的事情。有的妈妈会和这些言论决斗，或者装聋作哑，并且在公开场合谈论泵奶。这样会让那个人感觉特别窘迫。

上面提到的有些故事已经达到了骚扰的级别。如果你在办公室感觉不开心，可以考虑和一位经理、主管或者人事部门的人谈谈此事。许多机构有咨询热线。你对这些言论行为的感受都是你个人要承受的。如果你已经受到了影响，那不能轻易打发掉。

无论用正式投诉还是用其他方式表达不满，你一定要记住，这种情形都是暂时的。用生气的情绪回应这些事情无助于你完成工作，然后回家照看孩子。这并不是说你不能捍卫自己的权利。如果情况需要，千方百计也要讲出自己的感受，找某人谈谈以寻求帮助。不过记住，发表这些无稽言论的人，大多数没有经历过你的情况。

要智慧地运用你的宝贵精力：只有改变某人的行为，可以给你自己以及未来有同一经历的妈妈带来正面影响时，你才需要出击。

此外，不论他们是有意或无意，这些奇怪的人有时做的事情会让你忍不住捧腹大笑。

埃米（Amy）是一个城市规划师，负责审核建筑规划。她不得不告诉消防部门，办公楼的"泵房"并不总是为设备工程准备的。

萨拉（Sarah）是一位政策顾问，有次把吸奶器放在了办公桌上，有个同事走过来问她："你有气喘病吗？这是你的呼吸仪器吗？"

雷切尔（Rachael）是一个市场总监。在一个坐满了四十人的房间里，一个欧洲的管理人员问她："你是母乳喂养孩子吗？感觉怎样？"她回忆道："当时有些女性吓坏了，而我觉得很搞笑。"

律师埃米莉（Emily）不得不向她63岁高龄的男性老板解释为什么法律上把集乳室称作"挤奶间"，因为他评论说根本不是在"挤出"乳汁。

## ● 其他背奶妈妈："你最好的帮扶体系"

如果你足够幸运，在你背奶时期，同事里有其他背奶妈妈（我称其"幸运"，尽管你可能会和她们争夺集乳室），你就可以搭建自己的帮扶体系。如果你忘记带吸奶器配件，这些妈妈可以借你用。她们也可以回答你的问题，包括如何插导管以及如何应付老板。她们也可以直截了当地向你诉苦。存上她们的手机号，这样你就可以给她们打电话或者发短信。这个帮扶体系很有用处，即便你从来没有见过这些妈妈们。

莱斯莉（Leslie）在集乳室放了一块硬纸板，然后在冰箱上面放了笔记本和笔。这样，泵奶妈妈们就可以把想说的话写下来贴到硬纸板上，用这种方式相互交流。有的话很实际："我忘了带冰袋！谁可以借我一个多余的？明天早上还。"有些话听起来让你心里甜丝丝的："欢迎第一天回来上班，我们在这里等你。"

一句话的告诫：尽管这样做可以很好地和其他背奶妈妈们保持联系，但是这里也可能富有戏剧性。一群新手妈妈们的荷尔蒙含量可不少呀！我听说有的妈妈指责其他妈妈偷他们的母乳。要阻止此事发生，就要在瓶子、包和配件上贴上特别清楚的标签。妈妈们还可能就使用集乳室发生一些戏剧性的事件。如果事件升级，找人事部门寻求帮助，找一个有助于所有相关人员的办法。

# 10 挑战：在陌生的地方泵奶

2010年圣诞节前夕，尽管非常不情愿，我不得不去尼泊尔出差。五个月的儿子在家由老公看着。去机场的路上，我哀求我最好的朋友掉转车头送我回家（她也是一个职场妈妈，清楚自己的工作就是无视我，然后送我到机场）。这样飞了环绕地球半圈的距离，我到了尼泊尔，陪着我的是乳房、乳汁和吸奶器。

最离奇的一次经历是我坐在路虎车的后座，去参观佛陀的诞生地。当时同事、一个摄影师和我一起旅行。我披了一条披肩，埋头于一个吸奶器（有一个电池包），在颠簸不平的路上泵奶。

车（车上写着"女士专用"）里的每个人以及我们前面的车上的人都知道我在干什么。我泵完奶，拔下吸奶器导管，从开着的车窗把泵出的奶倒了出去（倒了液体黄金啊）。

有时候我依然不敢相信这个戏剧化的情节发生在我自己身上。所有的事情都是如此怪异。

这次出差途中，只要我一醒来，就四处物色可以泵奶的地方和时间。这儿有一些我泵奶地点的清单（包括倒掉母乳——那里不可能安全存放母乳并带回国，而当地的诊所也不接受捐献的母乳）。在我人生最奇特的几周里，总共产出了300盎司（接近9升）母乳。

·在尼泊尔的蓝毗尼国内机场，没有隔间也没有门的厕所里泵奶。当时因为不丹王太后的专机即将到达，导致我的飞机晚点滞留机场，这可不是每天能发生在我身上的事情。我永远感谢我的老板把她的 iPod 和消音耳机借给了我，让我可以专注点其他事情。

・一辆路虎车，陪衬的景色是移动的喜马拉雅山。而我却无暇欣赏美景，因为车里坐满了人。在这样的情形下泵奶，让我格外紧张。这种情况发生了好几次。

・车停在一个社区健康中心的附近野外，有两个骑自行车的男孩透过车窗窥视我。那个时刻我爱死自己巨大的旅行披肩了。

・在以下国家的卫生间或长椅上：尼泊尔、卡塔尔、泰国、美国。

・几次在飞机的卫生间里泵奶，最后当我实在耗尽精力，就不顾廉耻地在飞机座位上泵奶。

这些故事可能不会发生在你身上，你泵奶的情形不见得非得是奇特的或者紧张的。去尼泊尔的这次旅行让我开始思考其他职场女性的经历以及她们如何哺乳。这次旅行也成为我想知道这些情况的催化剂。我想知道她们是不是在其他地区一条肮脏的路上，或者在一个布满灰尘没有电源的储物间里泵奶。大多数职场背奶妈妈们会在一些奇怪的地方泵奶，我们需要帮助她们渡过难关。

● 如何在奇怪的地点顺利泵奶？

在奇怪的地方泵奶可以说是出差司空见惯的现象了（请参考第十一章更多关于出差时的泵奶和第十二章在机场和飞机上泵奶的特别指南）。但是有许多天天司空见惯的原因，让你感觉自己不是在一个太理想的地方泵奶。这些原因有的是平凡单调（很长的通勤时间），有的貌似光彩夺目（一个新闻节目主持人的直播时间总是和她的泵奶时间撞车）。

对许多妈妈来说，每天做的事情就是在车里泵奶，因为这里比较方便，或者说比她们雇主提供的场所更好。在医院的值班室泵奶，偷偷潜入一间难得有门的出租办公室。或者在法院的卫生间泵奶，缩成一团躲在学前班教室的储藏室泵奶，还要用手把门关住。

玛吉（Maggie）从事非营利领域的工作。有次她要在一个会议中心开会。她提前打电话希望找一个私人的地方泵奶。结果当她到达时，愚蠢的会议中心经理（教训是：你的信息未必总能传达到正确的人）带玛吉到了一个会议室。这里有一面墙的落地玻璃窗对着走廊。玛吉不愿意，于是她又被带到一个没有门锁的更衣室。工作人员向她保证肯定没事。十分钟以后，一群真人版的哈林花式篮球队队员走进了更衣室，撞见了玛吉正在泵奶的场面。

难以想象，有些地方不适合给宝宝生产食物。在这些地方，我们的廉耻感和礼仪时刻都会受到威胁。这些地方让我们如此紧张，以至于都无法分泌乳汁了（催产素可以激发泌乳反射，紧张会轻易阻止它生成）。在这些地方，我们都是匆匆忙忙尽快完事，恨不得马上给女性朋友八卦一下这些古怪的地方。

你需要知道还有这么多奇怪的泵奶地点。这样你就可以作最周全的准备顺利泵奶，避免可能发生的最坏情况。即便发现自己在一个稀奇古怪的地方泵奶时，你也不感到孤独。这里唯一陪伴你的，只有带着节奏的吸奶器声。

## ● 在陌生的地方泵奶需要置办的装备和设备

如果你知道自己将要去一个陌生的地方泵奶，先在你的背奶包里放一些装备，第二章已经列出了清单，然后加上以下这些装备，可以随着时间推移减少一些，最后只留下最基本的。

1. 一小包湿巾，用于擦你车上的一些东西表面，比如仪表盘或者你的公文包。

2. 耳机和 MP3，或者下载了歌曲的手机，或者播客。（译者注：播客是 iPod+broadcasting，是数字广播技术的一种。使用者可将网上的广播节目下载到自己的 iPod、MP3 等播放器中随身收听。）有些泵奶的地方如此恐怖，你肯定想用一些声音转移思绪，让自己远离点。

3. 一件"遮乳房"的披肩，或者类似的遮盖物，以免有人突然闯进来。

4. 手机里下载一个手电筒软件。在储物间或者夜晚在路边，你吸奶器屏幕的光线恐怕不够亮。

5. 准备纸或者胶带，用以遮住车窗或者门窗。

有几种"奇怪的泵奶"场所涵盖了大多数的泵奶场景。仅仅想象你在其中一个地方泵奶，就令人紧张了。好消息是我们已经给你开辟了前进的道路，现在教你如何做。

## ● 车里泵奶

我和许多在自己的车里泵奶的妈妈们聊过——她们在通勤路上、上班期间，或者去见客户的路上泵奶——她们分享的技巧可以让车内泵奶容易多了。

### 遮盖

根据你的具体情况和你羞耻心的轻重，有许多遮盖的方法。

如果你一边泵奶一边开车（PWD），你需要一个好用的泵奶文胸和"遮乳房"的东西。不要以为自己会小心谨慎。卡丽告诉我，"不管你老公怎么说，卡车司机可能会看见你的"。

如果你停车泵奶，考虑用一下挡风玻璃上的遮光板。至于车窗，带上条毛毯或者毛巾，稍微摇下一点车窗有条缝隙，把毛毯塞进缝隙里，然后摇回车窗，这样就做了一个临时窗帘。

### 电源

车开着的时候，你可以用车载充电器充电，但是车用电源有时候不稳定。如果你停了车，不想开动车，你就需要一个电池转接器。千万要在身边备一个超值装的电池组，并且记住许多吸奶器的电池包两侧都需要电池。

## 边泵奶边开车

郑重免责声明：如果操作不当，开车泵奶会带来危险。无论泵出多少母乳，都不值得以车祸作为代价。请遵守所有的交通规则！

边泵奶边开车的优点很多。首先，你上班的时间更有效了，因为你不必一到了公司就泵奶。其次，许多妈妈发现这是最放松的泵奶时间。

香农（Shannon）说："我喜欢通勤路上在车里泵奶。我独自一人，我的思绪可以转移，不用考虑泵奶，以及泵出了多少母乳。结果我反而泵出了更多的奶，因为我没有刻意想着泵奶这件事。"

显然易见，要这么做有许多后勤方面的挑战，最关键的是要装配好设备。边开车边泵奶的确需要一套免手扶系统。

最好让你的泵奶瓶靠在你腿上，而不是下垂着。这样你不用想法子固定它或者用手扶任何东西。

首先，泵奶瓶要大一些。比如美德乐 6 盎司的泵奶瓶（180 毫升），不过这个牌子也有 8 盎司（235 毫升）的瓶子。这个瓶子足够高，可以在你边开车边泵奶的时候放在你的腿上。一些宝宝奶瓶的型号也适合（比如一个高的布朗博士奶瓶或者类似奶瓶），所以你也可以用。

接着，调整座椅角度，这个会影响你的身体舒适度、稳定性，以及你是否会被别人看到。试着把座椅前后调整的角度超过你平时习惯的程度。有时候把座椅向前一些，就可以让你膝盖更加弯曲。这意味着你的大腿抬得更高了，可以让泵奶瓶更好地固定在大腿面上。

你应该在开车之前就开始泵奶。在打火之前，确认一下车上两个茶杯架都是空的。腿上放一条毛巾，组装好吸奶器（一定要用奶瓶——永远别用储奶袋），把喇叭罩固定到你的文胸上。

确认所有配件都紧密连接好了。万一你在车里肢体移动，要确保喇叭的确"在那儿"，导管要插牢，以免任何胳膊的移动会把导管从接口处扯掉。把溢乳垫放在文胸里每个喇叭罩的下面，以免漏奶。上面盖上一个哺乳巾，然后启动车。

如果你开车路程较远，你需要在开车途中停止泵奶，确保你的胳膊可以轻易接触到吸奶器的停止按钮，或者把车停到路边关了吸奶器。如果你不得不继续开车，你可以依旧开车，让吸奶器的配件悬在你的乳房上。如果你是边开车边泵奶，你就要和自己的羞耻心和装酷说再见了。你也可以停车，把乳汁倒入冷藏袋，或者把奶瓶放在茶杯架上。如果你不是开车几个小时，让乳汁处于车内温度是没有问题的。（请看第四章关于不同温度下母乳可以存放的时间。）

## ● 打游击式泵奶

如果你的工作经常外出，你不喜欢边开车边泵奶，可以事先了解信息，提前熟悉路上的 Babies "R" Us（译者注：这是美国一个大型的儿童用品连锁店）、儿童用品连锁商店和你所在区域的母婴用品商店。这里的店员通常会让你在店里泵奶。研究一下路上比较隐秘的停车地点、观景场所、汽车休息加油站。了解一下路上哪些商店有很棒的可以锁门的家庭休息室（通常有电源插座）。为了以防万一，做好边开车边泵奶的准备。

## ● 储物间泵奶

储物间可能会是你每天的泵奶场所，也可能是临时性的，因为你去其他地方开会，或者不经意被锁在公司常用的集乳室外面。你要预先知道，缩在一个黑乎乎、狭小、不舒服的地方泵奶，肯定不会让人开心或者放松——通常这里没有插座或者门锁。

埃米是我的图书经纪人，她曾经在放着公司打印机的储物间泵奶。"每次我听到打印机开始启动"，她说："我就知道自己只有两分钟了，接着就会有人走过来取打印件——尽管我在门上挂着请勿打扰的牌子。"

一旦你找到一个可以放吸奶器的地方（可能是地板、你的膝盖、一个盒子或者一个文件柜），并且准备好电源开关，你最大的担心恐怕就是确认门是否锁着，有时候你可能还要在泵奶时把一只手放在门把手上。如果你经常要在储物间泵奶，你和储物间就要成为亲密的朋友。所以可以作些改进，提高舒适度和隐秘性。你可能要从办公室的其他地方搬来一把椅子放在储物间里，这样你就不必坐在盒子上或者地板上。你可以在门框内侧装一个拉杆，挂上浴帘或者布窗帘。这样即便门被打开了，你可以为自己争取几秒钟喊道："里面有人！关上门！"经得同意（或者没有也可以）后，你甚至可以在门里装一个暗码锁。

如果储物间不是你计划常用的泵奶场所，你就不太可能去作准备，并且控制什么人打开门锁。准备一个标志，贴在门上眼睛的高度，

写着"有人使用，不要开门"。在储物间里泵奶时，你也要罩上衣

物。这样即便有人突然进来，也不会太可怕（但还是有点可怕）。

## ● 在公司办公楼建筑群的另一个楼里泵奶

我和许多女性聊天时，得知以下情况非常震惊。雇主让她们使用另一个楼的集乳室泵奶，包括来回走到那个楼的时间，整个过程只留给她们 15 ~ 20 分钟。

萨曼莎刚生下孩子时是一个新闻编辑。她在电视新闻组一个普通的办公场所办公。人事部门让她使用另一个楼里的集乳室。她每次都是抄起背奶包和冷藏袋飞跑过去——确实是飞跑——到了另一个楼里，她还要坐电梯上七楼，打开一间脏乎乎的办公室门，准备好泵奶用品。一边开始泵奶，她还要回复记者邮件，讨论下一个新闻节目。她给自己 15 分钟泵奶时间。不管她感觉泵完与否，就把没有清洗的泵奶配件放入一个拉链式塑料袋，再放入冷藏袋，然后以冲刺速度跑回去上班。这个过程大约需要 30 分钟。

如果走到你的泵奶场所需要一段时间，你就需要成为一个效率专家。把泵奶配件装入拉链式塑料袋，然后放入冰箱或者冷藏袋里——这样很卫生并且节省清洗的时间。（正如我之前说的，当你再次去泵奶时，这些冰凉的配件让你顿时精神一振，的确让你乳房感觉凉爽。）如果你因为泵奶或者哺乳而乳房疼痛，有时候这种感觉挺好的。但是大多时候是惊人地凉冰冰。带上手机，这样你走过去或者回来的路上也可以工作，甚至泵奶的时候也可以。

如果这样走过去泵奶不适合你，找找可以用的储物间，或者问一位善良的同事借用的个人办公室，或者和同一座楼里其他公司的人交朋友（他们的人事部门或许比较开明）。一座楼里如果有许多公司，就可能有空着的房间，比如没有占用的储物间或者办公室，所以问问大楼的物业公司是否可以用这些地方。如果这些都不奏效，考虑到你的车里去泵奶。这样比走到一个遥远的集乳室更近一些。

## ● 和其他泵奶妈妈共用地方

在一个没有集乳室的公司里，妈妈们会聚在一起想办法泵奶。如果你们不能错开彼此的泵奶时间，那就把你们的泵奶时间安排同步，这样你们可以相互帮忙做警卫、防御者、问题解决人、拉窗帘的人。是时候和人事部门的那些家伙们谈谈了。哺乳的妈妈们在一起，通常会很快丢掉羞耻心。在一个像储物间这样的狭小空间里，你也可以把椅子背靠背在一起，排成纵队泵奶。

## ● 别人的地盘

由于各种原因接销售电话，或开会，或见客户、供应商，你可能会发现自己经常出现在别人的办公大楼里。

这种情况可能会大大增加尴尬的因素。如果你满不在乎，或许可以减轻你的羞耻心，因为你不会天天看到这些陌生人。如果你的确在异地泵奶，那可能会出现本章描述的任何一种情况——车里、储物间、卫生间、办公室、会议室等。不管哪种情况，你都需要找到一个地方，清洗配件，用新的方法存放好母乳。

你可能做的就是未雨绸缪。事先通过电话找到一位女性的前台接待或者助理，解释你的情况。你会觉得和女性说这件事感觉更轻松。告诉她你需要找到一个房间，用多少分钟泵奶，需要使用多少次。

告诉她你还需要用冰箱或者冰柜。问问她可否给你她的手机号，这样你到了对方的办公室就可以找到她。给她买一个小小的礼品卡表示感谢。你到了那里，先找到这位可爱的女士。

如果你不能事先打电话确认，到了那里，首先想办法尽快找到一个同盟军。前台接待或者办公桌上有孩子照片的女性是最好的选择。如果所有的人都帮不上忙，那就准备在卫生间泵奶吧。（下面还会详细介绍。）

## ● 公共卫生间

不论你在哪里——机场，自己或者客户的办公室、会议室——如果你找不到一个有锁的泵奶房间或者家庭休息室，里面有足够的空间和电源插座（对许多泵奶妈妈能找到这样的地方就是一个小小的胜利了，所以值得你每次都问一下是否有这样的地方），你会发现还有一个最糟糕的泵奶地点：坐在公共厕所的马桶上。的确没有办法改善这种情况，不过有几个窍门可以减少这种地方的恐怖程度。

·进入隔间之前，揪几张纸巾。卫生纸一湿就会散开，所以可以用纸巾擦干净漏洒的母乳。

·我最喜欢的窍门是珍妮教我的，用一张不干贴纸盖住厕所的冲水感应器，以免厕所每隔几分钟就会冲洗她的（穿着裤子的）屁股。

·你可能发现自己去的厕所特别脏，以至于你都不愿意坐在马桶上，更别提泵奶了。如果你经常要去这样的地方泵奶，那就把吸奶器挂在厕所的挂钩上，站着泵奶。让你的喇叭罩悬空放入你的文胸，最好随身带一个音乐播放器，戴上耳塞，闭上眼睛，把音量尽可能调大。

·在卫生间里，你的背奶包就格外重要了，泵奶用品挂在门背后的挂钩上时，你需要随手用到各种东西，并且可能只能用一只手。

·如果你不愿意站着泵奶，那就找找其他地方放置吸奶器。你可以选择把它放在地板上、膝盖上、公文包上面，或者放在卫生纸纸盒上面那个小小的金属板上。那个极其娇小的垃圾桶盖上面不太可靠。

·如果你在飞机场，可能会担心别人听见泵奶的声音而以为你在制造炸弹（我曾经在曼谷机场时，因为想到这，当时心里极端恐惧）。唯一的解决方案是千万不要这么想。记住，无论大部分人心里怎么想，会对别人卫生间里发出的声音充耳不闻。

·你需要自己决定是否用厕所的池子洗吸奶器配件。我不会用的。我通常会买一瓶饮用水冲洗。如果是我当天最后一次，或者倒数第二次泵奶，我就直接把配件放入拉链式塑料袋。

## ● 在你个人的办公室里泵奶

如果你的办公室有门，你可以锁上门，轻松地泵奶。对吗？对，但是在公司也要考虑到许多因素。

### 边泵奶边打电话

对方可能会听到泵奶的声音。你只能让吸奶器尽可能远离你的身体，当然可以尝试用不同的方法降低声音——给吸奶器上盖一个毯子，或者把一件毛衣塞入机器上方的空间里。如果对方问："那是什么声音？"就撒个谎，或者装聋作哑（"我没有听到任何声音呀！是不是你那边的？"），编一个窗外正在建筑施工的故事，或者抱怨电话信号不好。

### 闯入者

如果办公室里大家通常都不关门，那你就很尴尬要给别人解释（尤其对男同事和上司）你为什么要关门并锁上。

凯蒂（Katie）找了附近的建筑工人锯了一块胶合板，她把胶合板放在门把手下面，这样门就打不开了。过了一段时间，公司的委员会也暗示同事们凯蒂的办公室临时不能进去。

尽管没有独立办公室的泵奶妈妈会羡慕你的个人办公室，但它也不是一个你以为安全的避难所。如果没有门锁就考虑安一个，即便是一个临时凑合用的。

### 遮住窗户

你办公室可能有玻璃门和窗户，不要忘记关外面的窗户。安告诉我她有一次就撞见了一个清洗玻璃的蜘蛛人。和人事部门谈谈，看看是否可以把玻璃变成不透明的，或者挂上窗帘，或者找一个拉杆自己挂上。


## ● 没有办公桌的环境

大多数所谓的"无办公桌"工作环境指上文提到的陌生地点。如果你经常要出门，没有可以存放东西的桌子，也没有可以存放个人物品的橱柜，那就需要其他技巧和策略了。

特蕾西（Tracy）是一个新闻节目制片人，大部分时间要在演播间录制节目。她创建了一个联络系统，可以给运营同事发邮件，让他们寻找一个空的办公室或者更衣室泵奶。一般需要一个小时确认。这样她就可以提前作准备。

埃琳（Erin）在护理中心工作，她需要开车从一家去另一家，所以她在地图上标出所有Babies "R" Us连锁店的位置。这个店对泵奶的妈妈比较友好。

埃伦（Ellen）是另一个新闻节目制片人，在一个电视杂志新闻节目组工作。她休完产假回来上班的第二天，就不得不做一档节目采访一个著名明星，并且是要求更高的直播节目。在节目播出前，她有三十分钟时间，所以当时她觉得自己有充足的泵奶时间。突然，她的记者和受访者走进了直播间说:"我们已经准备好了。"她当时都呆住了——她的乳房像石头一样坚硬,并且已经开始溢乳了。她偷偷溜了出去,错过了采访的最开始20分钟——作为制片人是一个巨大的失误,但是你不得不做你需要做的事情。

我几乎和来自所有行业的女性聊过:竞选途中的政治家、建筑工地的电工、警察局的警探、调酒师等。她们不约而同指出了三条生存方针。

· 如果你在路上开车,了解你的路线和安全泵奶的地方(学好边泵奶边开车)。

· 如果你预先知道行程,那就找到同盟并提前做计划。

· 如果所有方法都不奏效,那就来个即兴表演想办法泵奶,准备着请求别人谅解而不是允许。

在我去许多陌生地方泵奶的旅程中,最有帮助的是知道有这么多的女性在我之前这么做过,并且和我一起还在做同样的事。也就是说,有一个全部由上班的泵奶女性组成的受虐狂联谊会。根据我的经验,这里不存在胜人一等的说法——我们都不想用自己的疯狂故事压倒别人。相反,回首我们为了给宝宝们提供母乳而走过的漫漫长路,我们有一起哭一起笑的渴望。没有一件事情是特别快乐的,你理所应当得到一枚真正的荣誉勋章,尽管大多数人永远也不知道你为宝宝做的事情(或者你在哪里做的)。而你的妈妈伙伴们知道,所以我们向你致敬。

所以,继续前进吧,职场妈妈们,在陌生的地方继续泵奶。你可以发泄一下,给你的女性朋友发条短信分享你的悲惨故事。记住,你是为了孩子才这么做的,心里装着这个小家伙才可能让你克服各种困难回到家,抱着宝宝(并且/或者手里一杯酒),回想一下为何你让自己经历了这种疯狂。

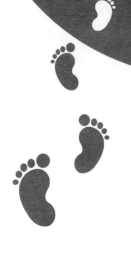

# SECTION 3

## 除了泵奶，
## 还有旅行和远方

当你理清了所有事情，你的第一次出差、会议、外出一天见客户就接踵而来了。出差会导致一种特别的焦虑，因为有许多变量和未知的事情。第一次出差几乎总是最艰难的，看完这一部分，你可以迅速成为一个久经沙场的旅途勇士。

# 11  出差途中泵奶

在家里，你可能已经可以熟练操作泵奶的所有环节。你知道每天去哪里泵奶——即便是在你的车里或者供应商的储物间——你有自己的工具和一套体系。然而，你接到了可怕的出差通知。你有和宝宝离别的痛苦，伴随着可以睡一晚整觉的喜悦，以及如何在新环境里泵奶的焦虑。

这一章将教你如何找到同盟军，搞定酒店，在路上找到泵奶场所。和本章同一个系列的还有第十章和第十二章。第十章讲如何在一些不常见的地方泵奶，因为出差可能会迫使你在储物间、火车、飞机、汽车等地方泵奶，或者坐在公共卫生间的马桶上。第十二章主要介绍飞机旅行以及如何把母乳运送回家。

玛丽安（MaryAnn）是一位做研究的科学家，回忆起出差泵奶的故事曾经让她浑身大汗："在酒店我参加了一个最后一分钟才决定的会议。我走出房间想找一个地方泵奶，因为我感觉自己都要不行了。"服务台的年轻男服务员不理解我的意思。解释后，我俩都窘迫得满脸通红，他帮我找到了一个房间：常务理事会总监们的会议室，那里有落地窗和无处不在的屏幕。如果你说我没有被房间里的摄像头拍到，我才不信呢。我在房间的一个角落里蹲了下来，尽快泵奶。我告诉自己，我再也不怀疑自己对儿子的奉献精神了。

埃米（Amy）是一个铁路公司职员。她在去中国的旅途中泵奶，在没有水的卫生间，在停在铁路旁的轻型货车里，在酒店和餐厅里泵奶。

辛迪（Cindy）是一名医生，谈到了"因为当地没有冰箱，不得不把泵出的母乳倒掉的痛苦"。

阿里（Ali）是一个律师，不得不给墨西哥机场的安保人员解释即便孩子不在身边，她也必须带着母乳坐飞机。

## ● 保持泌乳：出差途中的泵奶目标

我想给你打好预防针，你出差时泵的母乳有可能无法带回家。母乳有可能泼洒或者漏掉。你可能很倒霉，找不到一个冰箱或者冰柜。你可能泌乳减少，因为你出差的日程注定是忙碌的，有时坐飞机，有时坐火车或汽车。所以请跟着我重复一下：出差泵奶的目的都是为了维持母乳供给，避免乳腺堵塞，避免乳房肿胀。带母乳回家，不是主要目的。如果你出差回来还能保持泌乳，即便家里冷冻的母乳储备减少了，那你已经成功了，毋庸置疑。

## ● 结交朋友

无论你的目的地是哪里，找到一个盟友是会有帮助的。提前打电话找到一个女性前台接待、助理、人事专员或者办公室经理，让她们成为你的盟友。要一下她的电话，当你到达对方的办公室、会议中心或者其他目的地后，想办法找到她。考虑给她买一个小小的礼物表示感谢。问问这个办公室是否还有新手妈妈，并让她们介绍一下。如果那里没有人了解母乳喂养，向她们解释你需要泵奶，想找一个私密的带锁房间，使用 20 分钟，她们会帮助你找到一个房间，她们会告诉你哪里有洗手池和冰箱，她们会让你减少许多焦虑。如果你原本想结交的人最终证明是个混蛋，那就继续去寻找一个新朋友。在路上泵奶只是为了坚持泌乳，直到你达到这个目的。

如果你要去一个会议中心，提前打电话问一下那里是否有哺乳室或者有用于泵奶的房间，问一下具体地点以及如何可以到达。如果距离太远，那就想一个替补方案，比如用你租的车或者卫生间。

## ● 与同事或者客户提前沟通泵奶

哺乳的时候和同事或者客户一起出差，不是件容易的事情。大部分出差途中的泵奶场所比较狭小拥挤，比如车里、飞机场、飞机上或者会议室。我向你发誓，如果你对同事或者客户咬紧牙关实话实说，会让你轻松不少，你可以告诉他们你正在哺乳期，所以会带着一些奇怪的用品，每天会消失几次。否则你就可能发生埃里克（Eric）这样的事情。当时她站在机场的安全线排队，一个男同事告诉她，一些"东西"正从她的包里漏出来。

## ● 在酒店存放母乳

大部分出差会在酒店过夜，所以你需要想想过夜时如何存放你的母乳。提前给你的酒店打电话，预定一个有冰箱的房间，这个冰箱需要有一个冷冻室（这个小小的冷冻室可以一晚上冻几袋母乳）。告诉他们这是医疗用途。如果他们不同意，就再说一次"医疗用途"，并且说要和酒店经理通话。我通常是一个说真话的人，但是曾经碰到过一个不友善的酒店职员。

为了对付他，我只好说我有糖尿病，需要用冰箱存放药物。这招奏效了。不管你用什么方式，只要达到目的。如果他们同意提供一个冰箱，办理入住手续的当天早上再次打电话确认此事。

一些酒店店员会让你用房间迷你吧的冰箱。这个也可以，不过这种冰箱里塞满了迷你吧的各种物品。新型迷你吧冰箱里装有感应器。如果你把里面的物品挪离原先的位置，酒店就会向你收费。办理入住手续时，告诉前台人员你要用迷你吧的冰箱。和他再重复一下，出于医疗用途，你不得不把其中原有的一些物品挪出来，退房之前会把这些物品放回去。希望酒店不要为此收费。

如果酒店人员不愿意给你提供一个冰箱，你要想办法让他们同意。最好有一封经理签字的信，你就可以出示给晚班前台人员。否则前台人员肯定会说他没有得到通知安排此事，让你每天晚上在员工冰箱或者厨房冰箱存放一小袋带标志的药品（用"药品"这个词不会像"母乳"这个词一样吓坏大家）。把你的母乳放在一个不透明的袋子里，标上你的名字、电话号码、房间号，写上"药品：不要打开"。走到前台，露出灿烂的笑容，然后把母乳放到应该放的地方。和这个店员确认一下存放的地方名字，这样你就可以和其他人描述具体地点。每天早晨多留出几分钟，因为你需要找交班的店员取回母乳袋，而他肯定不知道怎么回事。

## ● 泵奶国际版

没有多少妈妈有机会在哺乳期间去国际旅行，不带上吃奶的宝宝。我也希望大家不要有这样的机会。即便你可以欣赏异国风光，和孩子的离别也是痛苦的。因为有泵奶的需要，其实你没有真正的"休息"。而在一个遥远的国度泵奶，会有新的挑战。

并不是所有的他国经历都和我在尼泊尔的故事一样疯狂。不过不管你去哪里，依旧需要提前做许多计划，还要做好思想准备，在遇到一些不愉快的事情时给自己打气。这的确让人焦虑。这是一个艰难的工作，不过是可行的。你回家后会筋疲力尽，但是感觉自己就像个坏蛋一样把这事搞定了。对了，你还可以给女朋友们讲讲自己的故事。

国际旅行之前要考虑一下当地的电源问题，带上正确的插头。如果当地的电力供应不靠谱，你就用电池。因为功率剧烈变化而烧坏吸奶器的电机，可不划算。

## ● 旅行用品

如何准备我们已经提到的泵奶用品，可以参考第二章和第十章的清单。然后在出差期间，牢记以下注意事项。

· 第一次出差时带上所有东西——未来出差你就知道哪些东西有用，就可以删减一些了。

· 多带几个母乳袋（比实际需要的多），再带一个记号笔用于标注。

· 带一个冷藏袋。记住一个午餐盒大小的适合一两天出差，可以放入六袋母乳的适合三天到一周的出差。

· 不要试图省大的拉链式塑料袋。

· 在手提行李里带上手动吸奶器。出差通常会特别忙，尤其是你的宝宝在家里，你肯定希望出差时间越短越好。有时你可能只有匆匆泵奶的时间。

· 再次确认你带好了吸奶器、奶瓶、配件、电源线、电池包、备用电池。然后再次确认。

· 带上那条大披肩。这可以是遮盖物、消音器以及救生衣。

· 带上换洗衣物，万一你没有机会洗衣服。你肯定不想自己没有换洗衣服了，而穿过的衣服上都是溢出的母乳味道。

# 12　欢迎加入高空泵奶俱乐部

想象一下这个画面：你在出差回家的路上，成功泵奶并且冷冻了几袋母乳。你已经知道如何泵奶。冷藏袋里装满了冷冻的母乳，你的笔记本电脑、钱包、所有的其他物品都带着，看起来就像带着"一件手提行李和一个个人物品包"。

现在你来到了机场的安检区域。如果一个头发乱蓬蓬的安检人员（你走过来之前，他的手已经接触过一千来个旅行者并且没有洗手）挥舞着一片薄薄的试纸，要打开一袋你的冷冻母乳，这时候你该怎么办？

飞机旅行外加泵奶看起来就像一个严峻的任务，尤其在你第一次的时候，但还是可行的。现在让我把这个任务分解成容易看懂的部分。

首先，请记住冷冻的液体母乳完全可以经受一次飞机旅行、长途车或火车旅行。

其次，记住我在之前的章节讲过的：出差的时候，你应该把自己带回家的母乳看作额外的"奖励"。做好准备，漏洒和出差可能造成母乳减少，路上可能会损失一部分（或者全部）母乳。即便损失一些也不要懊悔到要杀了自己，记住你总是可以继续泌乳的。

最后，记住你有携带母乳乘机的法律权利。

## ● 乘飞机打包母乳

出差意味着带手提行李，可能里面有物品包、电脑、钱包。泵奶意味着你要带更多的个人物品，尤其在回家的路上，你同时还要携带母乳。你要兼顾几件事情，不过是可行的。

一些女性为了回避只能携带"一件手提行李和一件个人物品"这个规定，就告诉机场安检人员这是"医疗用品"。如果你有勇气能这么做，那就祝你成功，但是这让我太紧张了，所以不敢冒险。过安检就是一件碰运气的事情——所有事情就依赖你当时碰到的安检员。最好按照平时的样子去打包，万一你遇到一个难对付的安检员，他不相信这是一个"医疗用品"并且不愿让步。

要做好准备上飞机时放弃你的手提包。如果你的确旅途中需要手提包，可以把它打包到行李箱里，然后把手提包里最重要的东西放入背奶包或者你的手提行李里。

埃米莉告诉我："我以前总是给背奶包一端塞个小包，里面装着化妆品、牙刷以及其他洗漱用品，然后把我的钱包、钥匙、手机塞入另一端。"

当收拾好行李准备出差时，要准备带回家的母乳冷藏袋。如果你不能把它放到其他地方，那就把它算作一件手提行李，然后练习把冷冻或者液体的母乳，装入冷藏袋里。把冷藏袋试着塞入背奶包的上部，或者塞入你的另一件手提行李里。

即便你有东西从某件行李的上部鼓出来，只要你让它看着不像尺寸符合规定的两件行李，就没有问题。没有人规定两件手提行李就必须看上去很顺眼。

最后，做些准备工作，在去机场之前试着把你所有的泵奶配件放入拉链式塑料袋里。有的安检员会坚持让你取出背奶包里的所有东西，你肯定不想他们用手摸你的配件。

## ● 在机场泵奶

如果时间允许，通常在机场泵奶要好于在飞机上泵奶，因为你有更大的空间和隐私。不管你在机场哪里泵奶，都要给手机上个闹铃，以免误了航班。

切尔茜（Chelsea）是一个律师，她告诉我有次她正在机场卫生间泵奶，她的老板打电话说飞机已经开始登机了。她关了吸奶器电源，倒掉乳汁（因为没有时间装袋了），然后朝飞机冲去……结果发现机门已经关闭了。

只要你能在机场找到一个"家庭休息室"（或者如果你有积分，就可以用航空公司的 VIP 休息室）并且占用它，机场可以说是泵奶的好地方。家庭休息室肯定胜过脱掉裤子坐在厕所隔间的马桶上。

这种房间的好处是通常里面有台子（可以放吸奶器和瓶子）、洗手池和电源插座。我感觉这种休息室就是为泵奶准备的，所以即便每次要占用二十分钟泵奶，我也不觉得内疚。

这既然是一个家庭休息室，而你所做的事情就是为了你的家庭。如果你找不到家庭休息室，或者感觉占用这里精神太紧张了，那就请参考第十章在公共卫生间里泵奶的建议。但是要记住，家庭休息室也不是万无一失的（说到泵奶，没有万无一失的事情）。

卡伦是一个网页开发公司的管理人员。有一次，她冲着敲休息室门的人喊道："我正在使用！"十分钟以后，一个警察出现在休息室外面，并且要求进来。凯伦听从了，她打开门，衬衣还没有扣上，然后说："我、在、泵奶。母乳、给、我、宝宝。"这个警察道歉后离开了。

我在旧金山机场也发生过类似的事情。我要从机场直接去参加一个穿礼服的正式活动，所以不得不在机场泵奶，然后穿上礼服，在出租车上化妆。我刚开始在家庭休息室泵奶，就有一个女士反复敲门。这个女士坐着轮椅，她认为我没有资格用这个房间。我当时感觉很糟糕，一直在说请她等等。（可笑的事实：被一个愤怒的陌生人喊叫不是一件令人轻松、有助于下奶的事情！）当我出来后，她愤怒地质问我婴儿在哪里，显然她根本不理解我为何要在机场卫生间里泵奶。

## ● 在飞机上泵奶

在所有泵奶的地方里，飞机是最怪异的了，但是依旧是可行的。当我说"可行"时，并不意味着"舒适"、"开心"或者"我将来会深情回忆的某件事"。绝对不是这些感受。

不过我们争取的目标就是可行。毕竟你是在距离地面遥远的封闭空间，移动的空间非常小。卫生间狭小到只能小便。你和许多人一起被打包到这个狭小空间里，你不希望这些人看见你的乳房或者闻到母乳的味道。所以……你该怎么操作？

·提前做计划。预定一个靠窗户的座位，试着争取最前排座位。上www.seatguru.com 网站看看哪些座位有电源插座。不要订一个挨着你同事的座位，除非你的确愿意和那个人坐在一起。

·多穿几层衣服以便泵奶，同时有利于保持仪表。最好的组合是穿一件背心式女内衣，外加一件衬衣和开襟衫。

·带上大披肩。

·过了安检后买一瓶水。

现在你有两个选择。第一个是在飞机卫生间泵奶。第二个是在你的座位泵奶。我没有开玩笑。

在飞机卫生间里泵奶是你更适合的选择，但是也非常不舒适。如果你非常冷静镇定，对此事漫不经心，那它对别人也不是一件大不了的事情。但是如果你和我一样，恐怕就会担心机舱航空乘务员（简称空乘）和其他乘客认为你在厕所里死了，或者正在做什么违法的事情。

如果你更可能被误会为后者，你登机后做的第一件事就是找到空乘，让他或者她成为你的同盟军："我是一个新手妈妈，正在旅行，没有带孩子，的确需要你的帮助。"这是一个开始的好方式。你自己决定是否找年龄大一些、看上去像妈妈的空乘。年轻的空乘听了后会觉得慌乱，他能帮助你的方式就是阻止你这么做。我通过艰难的方式才学到了这一点。当时我躲在厕所里，一个焦急的（男）空乘敲门问我是否有事，而我已经在里面待了十五分钟。提前告诉这个空乘你要在厕所泵奶，你不想让他们认为你晕倒在里面或者出了其他事情，然后进去泵奶。

进去时带着电池包、瓶装水、湿纸巾、冷藏包、音乐播放器或者杂志。放下马桶盖坐上去，把吸奶器在你的膝盖上平衡好，或者把它放在小台子上（很有可能是湿的）。然后你就知道怎么做了。完事以后，用你的瓶装水清洗吸奶器配件（不要用洗手池的水）。盖上你的泵奶瓶，用湿巾把漏洒的乳汁清理干净。下了飞机再彻底清洗泵奶配件。

你的另一个选择是在飞机座位上泵奶。我无法想象谁第一次坐飞机就敢这么做，但是许多经常出差的熟手妈妈们完全做得到。

凯蒂向我保证："因为飞机的噪音压过了吸奶器的声音，大多数人不会注意你在做什么。即便他们知道了，他们也不在乎。即便他们在意此事，你也没有必要停止泵奶。因为你在给自己的宝宝做一件伟大的事情。"

有一次，我在国际航班上泵奶就非常艰难。之前我把自己和泵奶设备塞进过许多飞机的厕所里，后来我乘坐一个去卡塔尔的航班（这个地方不像它的名字听起来那么美妙）。我刚刚做完所有事情，飞机的灯光熄灭了。因为服用了安眠药，几乎所有人都睡着了。我的座位一排没有其他乘客。飞机的噪音听起来足够大，可以压住吸奶器的声音。

于是我用那条旅行披肩遮住自己，小心翼翼地把所有的东西装好，一边泵奶一边在椅背后的电视看《我为喜剧狂》的重播。我向你发誓没有人注意到。或者他们注意到了，但是我不知道，也不想知道。

你可以这么做。把你自己包裹好，向下看看吸奶器是否装好，然后开始泵奶。结束后你可以去卫生间用瓶装水清洗配件，或者把它们放入一个拉链式塑料袋里，等飞机落地后再处理。

## ● 带着母乳通过安检

出差回家的路上，你要考虑带着母乳（冷冻的或液体的）通过机场安检。

莉兹（Liz）是一个研究员。她有一次开完会回家，带着三天量的母乳作为手提行李。机场安检员是一个非常可爱的男士，每次当他打开莉斯的每个母乳袋时，莉斯和这个男士都不好意思。更糟糕的是，她的同事一直在后面看着这一切。

特蕾西（Tracy）是一名记者，在安检经历过对母乳的整套检查。"最开始的几次，他们用不同的方法测试母乳。一次他们打开一个奶瓶，在瓶口挥着一个试纸。另一次，他们把母乳放入一个机器。我反对这种测试，然后不得不找他们的经理才避免了，因为我不知道这种测试是否对母乳不好。"

一种做法是把母乳打包进托运行李。这样你的母乳就可以安全逃离安检员们的好奇心了。如果你是直航航班，这种做法是最可靠的，因为这样你就不必担心行李在中途短暂停留期间会被放在太热的地方。但是这样做的风险是你的行李可能丢失。这可能造成你丢失全部母乳。

如果你决定把母乳放入手提行李带（我总是这么做），你的第一步就是要留出富余时间。不是每个人都会顺利通过——我通常都可以轻松通过安检，不论是什么原因——但是有时就会出意外。

阿普丽尔（April）说："当我带着母乳通关时，遇到了特别严格的检查和盘问。他们打开了包里的所有东西检查。加速整个环节的方法是我过安检时不携带母乳，通过安检以后在机场卫生间泵奶。"

第二步是把母乳放入冷藏袋。如果已经冷冻的母乳量比较大，这些冰冻母乳本身就可以相互作为冰袋，所以你不再需要一个真正的冰袋了。但是如果有富余空间，放入一两个冰袋。你可以买啫喱状的冰袋，这种冰冻冷藏的时间比水冻成的冰更长久。

把母乳袋放入双层加厚的拉链式塑料袋里以免漏洒，然后再放入冰袋。你总是大手大脚地用拉链式塑料袋，以至于你开始怀疑自己是否会做这个生意的。（由这一点想到，你已经在一个卖大披肩的公司有股份了……对吗？）

你想通过各种努力避免漏洒——因为你不想损失每一滴母乳，你也不想在旅行的几个小时里一直闻着母乳的味道。如果你带着液体母乳，把它装入瓶子里避免漏洒，可能外面要用一个冰袋。

第三步，当你到了机场时，记住在美国，你是被允许携带母乳通过安检的，多少量都可以。因为这是你宝宝的食物，不管你的孩子是否在身边。一旦你到了安检，对安检助理说："我是一个哺乳妈妈，正带着吸奶器和母乳旅行。"如果是冷冻的母乳，你就实话实说，因为这样通常会让事情更简单。

最好的情况是，他们会挥挥手让你通过，甚至会打电话叫来一个人陪同你通过安检——VIP 贵宾的待遇。（你是一个重要的司泵员？）

无论接下来发生什么事情，都不要让母乳离开你的视线。

令人沮丧的是，关于安检可以或者不可以对你的母乳采取检查的规定特别模糊。记录在案的是，美国运输安全管理局的网站上把母乳列为

"液体药物"一类（不论你是否和孩子一起旅行）。这意味着母乳不受美国运输安全管理局有关液体的规定约束，所以你可以用大于 3 盎司（90 毫升）的容器运输母乳，也不受一夸脱容量（大约 1 升）塑料袋的限制。这也意味着你可以要求母乳不通过 X 光射线仪器检查。可是你一旦提出这个请求，他们可以把母乳列为需要"深入检查"的物品（没有解释，这个问题可能会让你和安检人员争执起来，和他们争执可不是好事）。母乳被列入药品，这意味着你可以带上冰袋冷藏母乳。

有些安检员挥挥手就让母乳通关了，也有人要把没有打开的一袋母乳通过检查仪器（我会让他们这么做，而且我的宝宝大多数时候喝了检查后的母乳也没有问题）。我遇到过安检员想打开一袋母乳，用一种感应器伸进去检查，当时我坚决反对，最后胜利了。我还见过他们把一小片试纸在我背奶包内部转动，检查是否有爆炸物。

埃米莉有次带液体母乳回家，有个男性安检员坚持要把一个试纸放入每一瓶母乳检测。"当他把试纸放进去的时候，还竭力不让我说话。"她又说："他看上去尤其难以忍受温乎乎的瓶子，那瓶奶是我安检前五分钟才泵的。"

用美国运输安全管理局的话说，从 2015 年开始，安检员在仪器安检过程中，有可能要求你打开一个容器，但是并没有说允许安检员自己打开容器，或者一旦容器打开了，他们就可以为所欲为做任何事情。我不知道这句话是否给了我坚持的理由。但是我告诉安检员，如果他们打开容器，我的医生说我就不得不倒掉它，它是飞机一落地我的宝宝就要吃的食物。我还有一个备用的谎话（我可不为此感到骄傲），我的宝宝是过敏体质，只能喝我的母乳，所以这个母乳是他的救命稻草。

我还打印了美国运输安全管理局网站页面的内容（请参考第十八章的链接），需要的时候，我就可以把这张纸挥给他们看。

大部分的安检员没有足够的知识去挑战这个法规，并且乘客出示书面规定让他们很有压力。需要时，就找他们的上司并且哭。

国际旅行的注意事项：不同国家关于携带母乳上飞机的规定都不相同。一定要做功课！如果乘坐国际航班时，你担心自己的母乳被没收，可以考虑把你的母乳打包（用两层或者三层拉链式塑料袋），和冰袋一起放入托运行李。


## ● 保持母乳低温

一旦通过安检，千万不要急于打开袋子看你珍贵的小母乳袋，要保持里面的低温。如果你的航班晚点很久，找一个酒吧要一些冰块。如果你看上去像一个新手妈妈，服务员或者调酒师是会同情你的。

如果你不得不改航班，你可以（如果晚点时间不是很久，通常不需要）在转机机场找另一个善良的酒吧服务员，给拉链式塑料袋里装满冰。如果你忘记带拉链式塑料袋，母乳袋也是放冰块的替代品。

一旦上了飞机，如果你非常担心如何保持母乳低温，你可以问空乘是否可以把所有的母乳放入飞机的冰箱里。大多数回答是否定的，因为他们不允许这么做。你或许会遇到一位好心的空乘可以通融一下。如果是直达航班，即便是转机，也并不一定需要这么做。如果你极度担心，他们或许至少可以让你再装些机上的冰块。把包放在你前面的座位下面，这样包不太会受到撞击，并且你可以一直照看着。

## ● 回家

当你到达目的地时，冷冻的母乳可能会有点融化或者边缘变成液体。当回到家发生这种情况时，我就把母乳直接放入冷冻室，然后就再也不想这事了。母乳非常稳定，里面有许多白细胞可以杀死细菌，所以我不必过于担心。其他妈妈们可以接受的程度不尽相同，她们也有各自的招数，比如把袋子里的液体母乳倒入"近期"喝的奶瓶，在接下来的几天让宝宝喝掉，然后把完全冷冻的母乳放入冷冻室。

有的妈妈船运母乳回家。我之前不喜欢这种做法，直到我遇见罗宾·罗奇–波尔。这位辣妈是一位哺乳咨询师，曾经是美国海军结构机械师。更重要的一点，罗宾是《脚蹬作战靴哺乳》这本书的作者。这是为现役女军人编写的哺乳指南。罗宾说你可以用干冰或者不用干冰船运母乳回家。

仔细打包你的母乳，确保其到达看护人那里时，保持可以饮用的完好形态，最终供你宝宝享用。

冷冻的母乳只要打包好，通常可以保持冷冻的时间很久，即便不用干冰，也可以经受长达 72 小时的船运。

最开始打包时，可以把四袋冷冻母乳放入一个纸质午餐袋里，上面再套一个午餐袋，做成一个"牛奶盒子"的形状。

一旦把母乳都打包放入了午餐袋里，把几个这样的牛奶盒放入一加仑容量（大约 3.7 升）的拉链式塑料袋里，这样就可以把母乳都打入包裹了；然后再把干冰放在母乳包裹的周围。如果你没有用干冰，也可以把母乳包放入冷藏箱（最好是硬边的）摆放好，然后把一层层的母乳包用报纸包起来。

最后把剩余空间用卷起来的报纸塞好。把冷藏箱放入一个包装箱，用打包带密封好，并且标注为"易碎和易腐烂物品"。

只有敦豪快递、联邦快递和联合包裹公司接受干冰，他们也受理国际船运（可能会加一笔危险物品费）。

美国邮政不接受干冰。如果你从国外船运东西回国，你可能还需要填写海关文件或者美国农业部、国税局的相关文件，可以在网站 www.breastfeedingincombatboots.com 了解更多信息。

# 13  和宝宝一起旅行

短期出差时，你可能允许带宝宝一起，还可以带一位祖父母、阿姨或者配偶。但是你应该带宝宝出差吗？该怎么做呢？

## ● 带宝宝出差之前需考虑周到

带宝宝出差可以是一个有吸引力的想法。你不必把宝宝撇在家里，不会过于痛苦和有负罪感。看起来也能让你减少忙乱，因为你可以哺乳，而不用泵奶背奶回家。但是这样做也有需要考量的地方。

每次出差的情况都不一样，但是通常都比正常上班的一天忙碌。你要给别人留下深刻的好印象，要找到陌生的地方，还有要抓紧办理的事情清单。这些会让你哺乳宝宝很困难。不过如果你有友好的接待方，还有一个非常敬业的看护人 / 同伴，可以用手机经常沟通，哺乳或许是可行的。

如果你计划带宝宝出差，要考虑你的同事会对此如何反应？你自己是否会介意。如果你计划把孩子带过来哺乳，可能不得不当着这些人的面给宝宝喂奶。他们几乎可以确定会看到你慌慌张张对付一个哭闹并且不合作的婴儿。

另外需要考虑你的日程安排是否紧密，你的休息时间是否可以事先知道。如果你无法操控自己的日程安排，或者不知道有多少次休息时间，你可能最终没有机会见孩子几次面，同时还有泵奶的压力，还要想着把母乳如何给孩子的看护人。

奥尔佳（Olga）是一位学者，要出差参加一个会议。她回忆道："我无法集中精力，我一直进进出出，查看他并且给他喂奶。"

如果出差行程中你是领导，可能规划给宝宝喂奶相对容易。

最后要考虑不带孩子出差好的一面。一些女性利用这个机会休息，和同事们交往，或者在酒店房间狂看电视。

## ● 让带娃出差运转起来

如果你决定带宝宝出差，提前用书面方式（可以写邮件）征求你的经理和人事部门的同意。

出差目的地的盟友可以帮助你找到哺乳或者泵奶的地方（出差途中可能有几次不太可能给宝宝喂奶）。当看护人把宝宝抱来时，你可能需要同事们帮忙。有的设施本身带有托儿机构，允许你把宝宝放在那里，但是要确认好你的宝宝已经注射了需要的疫苗，并且事先确认是否需要书面申请。

有的地方可能会给你的宝宝和看护人提供一间办公室。如果你的看护人不能带着孩子和你一起在出差的地方——他们或者在酒店里，或者在一个新城市里闲逛——你要和他 / 她就喂奶时间保持联系。如果你和看护人没有可能见面，不能给宝宝喂奶，那就做好泵奶的准备，并且让看护人准备一个备用的喂奶方案（把母乳或者配方奶放到奶瓶里）。

## ● 准备应付你的同事

把哺乳和工作混在一起，肯定会带来你与同事的沟通，比如工作效率以及这样做是否妥当。在一定程度上，你可以决定何时以及如何进行这次谈话。不过如果你带着宝宝一起旅行，最好主动和你一起出差的同事谈论此事，并且和主办方的联系人谈到此事，因为他们可能会直接受到你带孩子出差的影响。

有些人应该知道此事，因为他们一旦知道你在努力做什么就可以提供非常大的帮助。另外一些人也需要知道此事，这样可以避免他们就此事发表不当评论。还有一群特殊的同事，他们总会就任何事情都愤愤不平地喊道"不公平"。这种人看到你带着宝宝出差肯定很生气，因为他的孩子只能待在家里的托儿所。或者没有孩子的同事，总认为给工作父母提供的任何便利都是不公平的额外待遇。

在所有的这些情形中，在你宝宝出现之前你和同事坦率地交流，将有助于你避免不开心的情况或者冲突。你简单明了地告诉和你一起出差的同事，你的宝宝会和你一起出差，你已经和经理以及人事部门说了此事。再说一下每天有几次给宝宝喂奶，不必详细讲述你每天的具体行程，而你会尽力让哺乳不影响出差的工作需求。最后说希望你的同事可以支持你。

如果这时一位同事（或者任何其他人）说了一句负面的评论或者尖

刻地看了你一眼，尽量关注你所需要完成的事情，而不是非要赢得这次争斗。愤怒的反应不是总能让你看上去得体或自我感觉好，而完成哺乳这件事情则可以做到。如果你感觉别人的评论极其糟糕以至于你不得不回击，或者那是一个需要回答的问题，请让你的语气和回答保持中立和简短。请记住你已经征得公司同意做此事。你没有提醒大家的义务，否则你有可能表现出戒备心，但是只要知道公司同意此事，就会给你信心。

## ● 在公共场合哺乳

我可以写一整本关于在公共场合哺乳的书，或者称作 NIP——这件事的绝佳简称（译者注：NIP 是"公共场合哺乳"三个英语单词的首字母）。每次关于这个话题的辩论都会让我抓狂：女性是否应该这么做？她们是否应该用哺乳巾遮盖一下？陌生人是否可以拍她们哺乳的照片，然后把这些照片发到网上羞辱她们？但是如果我开始了这个话题，我就一直停不下来，所以我现在趋向实际了。

一些女性带着宝宝出差，仅仅因为她们可以早晚和宝宝在一起。而上班时间宝宝和一个看护人在一起，妈妈和正常工作时一样泵奶。另外一些妈妈半天或者全天都和宝宝在一起，用一个婴儿背巾或者推车。有的妈妈有，有的则没有看护人帮忙。后面这类妈妈在上班时间哺乳，有时候并不是在私密的地方。

我不想告诉你对于公共场合哺乳，你的接受程度应该多高。实际上，没有人会告诉你这一点。这是一个私人的决定。不管怎样，有时候孩子就可以掌管这件事：一些大点的宝宝受不了头上有个东西盖着，所以他们的妈妈最终也不得不在公开场合哺乳，不再过于谨慎。

考虑公共场合哺乳和工作这个话题时，我假设你没有在类似助产士工作的地方。在这种地方，如果你在公开场合哺乳，很可能会得到大家的击掌称赞。更可能的情节是你将会很紧张，担心有人会看见你的乳头，还会担心让人感觉不职业。你不得不顾及自己的形象（真实的以及别人眼里的）和别人的评价。你的同事、客户或者主办方将会看到你公开哺乳，就好像他们以前从来没有见过你一样。你也可能惊喜地看到一些人如此喜欢婴儿。

如果你出差之前有时间，我特别推荐你现在就做这件事情：带着宝宝去公共场所，习惯于你个人版本的公共场所泵奶。第一次在公共场所给宝宝喂奶肯定不会优雅，但是随着练习，大多数妈妈会变得熟练起来。穿上几层衣服，带上一个毯子或者遮挡乳房的东西。如果宝宝能够适应，就练习有遮盖物哺乳。如果宝宝讨厌上面盖着东西，你多穿几层衣服也很方便，解开开襟衫的前面可以至少让你觉得避开一点众人的目光。

一旦出差，给宝宝喂奶最理想的办法是找到一间空的办公室、母亲休息室、储物间或者把一把椅子拽进一个卫生间。回看一下第十一章，复习如何找一个盟友帮助你找到私人场所，如何提前打电话，如何让这些地方变得适合泵奶。这些规律的大多数也适用于哺乳，因为这些泵奶的规则也同样适用于喂奶。必要时，拖一把椅子朝向房间的角落可能也奏效。

## ● 和宝宝一起乘机

和一个小宝宝一起乘机相对比较容易，因为他们要长时间睡觉，也不需要玩具或者娱乐。会爬的宝宝或者刚学步的孩子会让空中之旅变成一个地狱，那完全就是另一本书的话题了。

出发之前，上 www.target.com 或者 www.diapers.com 这样的网站，提前买好尿布和湿巾邮寄到酒店或者主办方的办公室。

这里是你乘机前需要置办的东西：

· 两件宝宝连体衣，如果上面沾满了粪便，你丢掉也不会介意。

· 半包湿巾，当一包湿巾在家用到一半时就把它留好，这样你的手提行李可以轻一点。

· 如果你用安抚奶嘴，在你裤子每个兜里都放一个。

· 容易打开和食用的零食。

· 如果你要包裹宝宝，带上毯子或者婴儿背巾。

· 带上 iPod 或者带有播客软件的手机，或者里面存有音乐、电影。整个飞行期间抱着一个宝宝是非常无聊的，这种姿势也无法阅读。

· 给看护人准备一点配方奶，或者一瓶母乳。

· 给宝宝穿上暖和的衣服（如果你给孩子穿短袜，那你要知道等到了目的地，宝宝脚上肯定不可能还有两只袜子）。

· 一个婴儿背巾或者婴儿背带。

· 一辆婴儿车和婴儿座椅。

把这些东西带到机舱门进行舱门检查。登机以后，找一个面善的空乘。有的空乘喜欢抱一个小宝宝，这可以给你一个难得的休息机会。有人和你一起乘机吗？如果没有，不要喝太多液体。对你来说，在飞机上去厕所是一个非常奢侈的活动。

飞机起飞和降落时给宝宝喂奶，吞咽动作可以帮助宝宝耳朵适应压力，减少他们哭闹。如果你担心宝宝的话，可以带一个哺乳巾，一直等到飞机朝着跑道降速时再开始喂奶。如果你过早喂了奶，而飞机晚点，宝宝可能会在飞机起飞之前就吃完奶了。如果你的宝宝很快睡着了，露出你的乳房，在遮盖物下面做好喂奶准备，不要强迫他吸奶，除非他已经醒了并且不舒服。如果起飞和降落时间无法和他的喝奶时间同步，你可以每次就喂他一点奶然后就不再喂他了。

最后一个提醒：不要期待你下飞机时看起来神采飞扬。

# SECTION 4

## 突发状况再糟糕，
## 天也不会塌下来

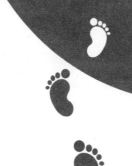

从技术层面来说，这本书都是在教你解决问题：如何带着宝宝的食物来源天天去上班，以及由此引发的各种小问题。不过到此为止，本书中涉及的内容都是上班背奶意料之中会发生的事情（是的，即使在公共场所泵奶也可以算作"意料之中"）。在本书最后一部分，回顾之前的章节，如果做这些事情时，出了纰漏该怎么办？

# 14  找到适合自己的母乳喂养方式

几乎每个背奶妈妈都会有母乳分泌的焦虑。

让我们的身体像给孩子喂奶一样对一个吸奶器产生反应是一件困难的事情。对某些职场妈妈们来说，情况会比别人更糟糕。加上工作的压力，忘记吃饭喝水，并且不是总能按照规律泵奶，所以不难理解为何许多职场妈妈们经历了减少泌乳或者停止泌乳的过程。

当发生了泌乳减少的情况，大家就会有寻找替代品的想法。这样你已经进入了许多关于哺乳妈妈论战的战场正中央。我想提醒你，我写这本书的目的不是想提倡某种婴儿喂食方式。我既不支持配方奶粉，也不支持百分百的母乳喂养。我支持任何一种适合你自己、你的生活、你的目标的喂养方式。

长话短说，由你自己来做决定。你可以咨询朋友、儿科医生、哺乳专家们寻求支持和鼓励。但是最终你的旅途是你自己的。随着你的情况改变，它甚至有可能发生变化。

## ● 你有泌乳问题吗？

在做其他事情之前，花时间想想你的泌乳量是不是下降了？这可能是你的吸奶器设置需要调整了，或者是你自己的期望值降低了。你不期待身体可以像对一个真实的婴儿一样，对着吸奶器分泌同样多的乳汁。

怎么才能确定你有没有泌乳问题呢？

·做一些机器保养。找一个哺乳专家或者出售、租赁你吸奶器的商店检查一下你的吸奶器马达。

·确认你用的喇叭罩尺寸正确——你肯定不想看到自己的乳头在喇叭罩的导管壁上摩擦。更换吸奶器的薄膜。更换导管或者把导管末端剪掉一小段使它更贴合吸奶器。把所有其他可更换的配件都更换掉。

·和宝宝的看护人做个试验，给宝宝换稍微小一点的奶瓶。问问其他妈妈们的泵奶情况。有时候知道"正常"泌乳量的范围也很有帮助。

做完所有这些检查和试验以后，再看看你的泵奶日程和上班时的泌乳量，再和你不在家时宝宝每天的喝奶量比较一下。如果你的泌乳量依旧在下降，你可能属于身体对吸奶器的反应不灵敏，不能平衡整日上班和泌乳的妈妈。

很遗憾我要给你传达这个坏消息，但是也有一些希望！请继续读下去……


## ● 对付泌乳问题

如果你觉得自己泌乳有问题，可以试试用一些方法来提高泌乳量。传统的哺乳类书籍里有许多关于泌乳的信息，所以我不会重复它们提到的信息。但是这里有几点很重要，因为与职场泵奶和泌乳问题有直接联系。

· 找一个合适的哺乳专家，问问她对上班和哺乳的看法。如果你接受配方奶粉，问问这个专家如何看待配方奶粉。如果她不能理解你的具体情况，或者看上去不尊重你喂养孩子的决定，或许她并不适合你。

· 如果接连几天你怀疑自己泌乳有问题，但是你早晨第一次喂奶后便泵奶（如同你第一次累积宝宝备用母乳时的做法），你可能只泵出了1~2盎司奶（30~60毫升），但是你给自己的身体发出了信号，每天早晨身体需要分泌更多的乳汁。

· 接连几天，延长每次的泵奶时间。即使乳汁已经停止分泌，还让吸奶器继续运转5~10分钟。这样做会感觉不舒服，也不是开心的事情。但是这样做就告诉你的身体需要分泌更多乳汁。

· 当你的乳汁分泌开始减少时，把吸奶器的键调回刺激排乳档（快速节奏），让身体再次排乳。

· 增加泵奶的频率，而不是时间。

· 动力泵奶。这是指一天中的一段时间里多次短时间泵奶，不用清洗泵奶配件或者存放母乳（因为母乳放在室温没有关系）。比如，几个小时中的每半个小时泵奶五分钟。

· 进入第二阶段。泵奶的时候挤压乳房（边挤边按摩），尤其要寻找乳房的一些小节点，如果泵奶的时候你按摩这些地方就可以分泌乳汁。你也可以身体向前倾，在泵奶前摇动胸部，或者用一个梳子轻轻地梳过胸部，以产生内啡肽促进排乳。这些都是些实用的技巧，顺便说一下，不是我自己发明出来让你感觉像个怪人的技巧。

· 尝试改变饮食。一些妈妈发誓用燕麦片、水、蛋白质或者黑啤酒

（万岁！）促进排乳。

· 和宝宝在一起的时候尽量哺乳（除非你是一个完全依靠泵奶的妈妈，只能用泵奶的方式给宝宝喂奶）。

· 有的妈妈一边乳房泌乳量高，另一边泌乳量低。在某种程度上，这是正常的。如果差距相当大，你可以试着给你这个令人伤心的一边乳房一些特别照顾。让吸奶器在泌乳量少的乳房一边多运转一些时间。

当你喂宝宝的时候，让他从泌乳量少的乳房开始吸奶，以此给乳房更多的刺激。在几天的时间里，你甚至可以给那边乳房增加一次泵奶。通过这些手段，你可能会发现这边的乳房开始活跃起来了。

· 不要看奶瓶。不要盯着看母乳泌出，不要盯着奶瓶看泵出了多少奶。看看你的手机、笔记本电脑、一本杂志、一张孩子的照片——你可以看任何东西，但是不要看瓶子。

· 试用添加物（泌乳专业词汇说法是"催乳剂"）。我生了第一个宝宝后，服用了葫芦巴，你要服用相当大的量，以至于你的皮肤闻起来有点枫树糖浆的气味（相当大的量）。此外还有葫芦巴茶、催乳茶和催乳饼干，这些通常都含有葫芦巴的成分。

注意事项：如果某人对花生过敏、有血糖问题等情况，禁用葫芦巴。在服用任何一种催乳剂之前，请咨询哺乳专家或者医生。

· 向医生咨询一下是否有促进泌乳的处方药，但是要慎重使用。如果有抑郁症史的女性不推荐使用甲氧氯普胺，它甚至有可能让没有抑郁症史的女性产生抑郁症症状。多潘立酮在美国不容易入手。这两种药在使用时，还有其他注意事项。

## ● 和替代食品和平相处

如果你的泌乳还是跟不上宝宝的需求，上面所说的窍门也没有奏效，或者这些方法奏效了，可是长此以往让你抓狂，让你筋疲力尽，或许你应该考虑用配方奶粉作为替代品了。你的宝宝当然非常重要。同样重要的是你的身体健康和精神健康。你是最适合明智决定如何喂养你宝宝的人。

我采访过的许多女性指出工作是让她们停止纯母乳喂养的原因。首先我想说说"纯"这个词。我们这一代女性喜欢奋发图强，给自己树立一个目标。当我们听到"母乳喂养一年"这句话时，我们中的一些人会不由自主认为这是指我们必须完全用母乳喂养，不能添加配方奶粉（但是孩子六个月大的时候却可以添加辅食）。

我生了老大时就是这种情况。我认为不能完全母乳喂养孩子就是我自己的失败，这意味着当儿子九个月大时，我已经疲惫不堪，以至于无法继续在办公室、机场和国外任何地方泵奶。于是我彻底停止泵奶了。

我没有坚持完成自己设定的一年这个目标。在他一岁开始喝牛奶之前，喝了三个月的配方奶，在我看来这三个月仿佛是证明我失败的鲜明证据。我流了许多眼泪，度过了许多不眠之夜，并且和严重的焦虑情绪作斗争。

你可能担心添加配方奶就是停止哺乳的开始——定时添加等于告诉你的身体，没有必要考虑如何分泌母乳。这会形成恶性循环，让你身体的泌乳水平停留在现有的阶段，然后你不得不继续添加其他食物。

但是这种所谓的恶性循环并不一定就是哺乳的结束，只要你一直关注着自己的泌乳状况。正如许多讲实际的哺乳研究人士指出的，母乳喂养并不一定要求全有或全无。

工作和哺乳的实际情况经常会导致泌乳减少，无法满足你宝宝的需求——有时候是暂时的，有时候是永久的。所以尽管纯哺乳的倡导者可能会让你对我接下来要讲的事情退避三舍，我想说这种建议给我的人生带来了革命。只要方法正确，添加配方奶可成为让你保持继续哺乳的强大工具。

生了老二后，我采取的喂养方式和我对老大完全不同。尽管知道工作压力依旧很大，我依旧每隔一个月就要去出差，所有这一切都让人精疲力竭。但是我开始意识到配方奶是我一个潜在的盟友，而不是证明我失败的标志。

如果当我身体不能分泌足够多的乳汁时添加配方奶，这样就可以让我减少很多焦虑和压力，从而让我的生活重新找回一些平衡。

在我生女儿之前，我请求三个女性朋友——都是妈妈——要对自己负责任，不要再重回以前特别焦虑的状态。我告诉她们，当我女儿三个月大时，希望她们每个人给我一个电话，或者来看看我，和我确认是否已经给女儿喂了一盎司（30毫升）的配方奶。

我让这些朋友向我保证，如果我没有这么做，她们就来我家，啪地扇我一个耳光。（每个人都需要有朋友保证在极其糟糕的时候扇她耳光。）

知道我们已经严格立好了规矩，我就让老公在女儿六周时给她喂了点儿配方奶，以确认一下她是否可以忍受配方奶。后来的几个月，我们就把配方奶粉撇到一边——时间如此之久，以至于我们发现奶粉已经过期后，只好扔了又新买了一罐。

女儿大些的时候，我给她逐渐添加了更多的配方奶粉。我每天上班时间很长，下班后实在无法坚持继续泵奶。

其实白天我的泵奶量可以满足她白天的喝奶量，但是到了晚上，我女儿依旧很饿，密集喂食看起来根本无法满足她的需求。（如果你不知道什么是密集喂食，那是因为你还没有孩子，相信我，你会懂得的。简单说，就是你的宝宝每顿之间几乎不停地拼命想吃，这件事的确像听起来一样好玩。）

我也知道，如果我们每天晚上都用2～4盎司（60～120毫升）的冷冻储藏奶，很快就会耗尽储存奶。

所以我开始把配方奶看作我的朋友。它让我的女儿满足了需求，也让我可以上班时继续泵奶而不会感觉自己像一个失败者。

配方奶粉还有许多意想不到的好处：

·知道了女儿可以忍受配方奶，所以当我躺在床上胡思乱想如果我被车撞了或者出了什么意外，我的孩子们会怎样？我知道孩子还有东西吃，前景不是毁灭性的。

·我不再过于担心出差。如果冷冻室的母乳喝完了，我老公就可以用配方奶。

·我不再像刚生了老大时那样，有产后焦虑的迹象，或许这是因为我感觉到可以掌控一切。

·我也不再护卫自己的存储奶了。当我的邻居生了孩子要去住院几天时，我给了她几袋冷冻的母乳，可以让她的宝宝坚持喝到她出院回家。

当我同事的存储奶不够时，我笑着给了她60盎司（1.8升）的母乳。我还给奶库捐赠了180盎司（5.3升）的母乳。我喜欢自己所做的一切。

如果你回去上班从来没有经历过泌乳困难的问题，我为你感到振奋。但是如果你在上班，你就可能有泌乳问题。正如下面这些妈妈。

艾米（Amie）是一个咨询顾问："尽管我做了许多努力，最终我的身体还是不能分泌孩子需要的乳汁。"

杰茜卡（Jessica）是一位律师："作为职场妈妈，考虑给孩子添加其他东西时，我就会非常焦虑，觉得自己会停止泵奶。我承认自己希望纯母乳喂养她。不过上班的时候，你能做到多少就做多少吧。"

埃莉斯（Elise）是一个老师："我有不切实际的期望值。我当时应该对自己更温柔一些。"

卡拉（Carla）是从事广告行业的："孩子六个月大时，我就不得不添加配方奶了，配方奶的比例自然越来越高，孩子十个月时我停止了泵奶。但是一直到孩子一岁一个月，我每天早晚都坚持给孩子喂奶！"

克莱尔（Claire）是一个律师："是的，我加配方奶了。但并不意味着我没有给孩子喂奶。不信可以问我老公：我的乳房不给力，那七个月对我特别艰难。"

这些故事让我意识到或许配方奶并不是我们的敌人。我觉得谈论到当代妈妈时，最大的问题就是把她们描述得非黑即白。和宝宝同睡还是给宝宝进行睡眠训练，按时喂奶或者按需喂奶，哺乳或者不哺乳：根据这些情况就形成了阵营，并且很清楚谁是敌人。但是我们都是复杂的个体。具体情况都不同，不同的选择都是有效的。

只要给孩子喂过一些母乳就已经可以看作胜利了。所以应该为自己的健康投资，因为你对孩子很重要。不用说，你很重要。如果添加奶粉——不论是几天还是一直添加——可以让你同时继续给孩子喂一些母乳，或者让你可以恢复精神抖擞的生活，那么配方奶或许可以是你的朋友。

请注意，持续地添加配方奶（而不是偶尔一次）会告诉你的身体分泌水平就停留在那个阶段，这个决定可能会导致你在哺乳期间不得不一直添加配方奶。不过你知道这对我意味着什么？这意味着问题解决了。这看起来就是一个胜利。

## ● 保持全母乳喂养

只要宝宝健康成长、水分充足，许多妈妈希望尽量避免用配方奶。这些妈妈的目标很明确，我们应该支持她们。有许多职场妈妈做到了成功坚持纯母乳喂养，并且感觉非常满意。

珍妮是一位护士："我对自己和自己的身体感到骄傲。"

希瑟（Heather）是一个市场经理："有一天我意识到，我可以做到，哺乳过程有条不紊，我感谢自己坚持下来了！"

对于想纯母乳喂养孩子的妈妈们，如何增加泌乳的技巧非常关键。一些哺乳专家建议和宝宝同睡，以利于夜间喂奶（请咨询你的哺乳专家或者儿科医生，以确认你的做法正确）。如果你的宝宝整夜都一直睡觉，那么提高泌乳量对你就尤为重要了。你可以上一个闹钟，半夜起来泵奶。

如果纯母乳喂养的决心压倒了所有其他考虑，可是你的工作却不允许你这么做，你可以在工作上做一些调整。申请灵活工作时间，或者让公司允许带孩子到公司喂奶，或者在家办公，或者找一个新的工作。

# 15 断奶

　　一些职场妈妈发现只要她们愿意，给孩子哺乳多久都可以，可以从孩子身上找到什么时候适合断奶的暗示。而另外一些妈妈们因为工作压力使得她们无法泵奶，因而不得不做出断奶的决定。（再次强调，许多职场妈妈最终选择了早晚给孩子喂奶，上班时不泵奶。这些都取决于你的泌乳量）。

　　许多妈妈则发现断奶是一个主动的决定，因为她们已经达到了自己的哺乳目标，或者觉得是时候给孩子断奶了。

　　萨曼沙如此描述她的决定："我知道我当时推着自己尽量往前走，我心里权衡了自己的选择，依照我的精神状态和身体状况。"

　　玛丽亚（Maria）告诉我，当我问她如何解决哺乳期的荷尔蒙失调带来的失眠症问题时（少数不幸的妈妈会发生这种情况），"我改为配方奶了，非常有效"。

## ● 何时断奶？

　　妈妈们经常困惑于断奶的问题，并且这也是一个掺杂了个人情感的事情。就我自己而言，面对我的两个孩子，给他们最后一次喂奶时我都思绪万千，充满矛盾。在此之前，我就会长吁短叹——失去了只有我才可以给予孩子的东西。我最终在早上最后几次喂奶时放下了苹果手机，紧贴着孩子呼吸他们身上特有的气息，而不是在孩子喝奶时查看我的邮件。我害怕失去自己这个和乳房相关的临时工作，然后重返自己终生的平胸时代。（我从来都无法忘记我初三时，班里的男生们取笑我唱的一首歌："玫瑰花红色/紫罗兰黑色/为什么你的胸部/和你的屁股一样平坦？"）我为自己的决定烦恼，它是否会伤害我的宝宝，自己是否会遗憾，是否应该再多坚持一天、一周、一个月。

有了两个孩子，我老公目睹了我精神和身体的状态，最终他告诉我是给孩子断奶的时候了，我很感激这个决定来自第三方。我知道有些妈妈不得不应付反对的意见——有的配偶会施加压力让妈妈继续哺乳——我真想向这样的配偶屁股上踢一脚。

神奇的是，我给两个孩子断奶后很开心。我没有必要成为每天早上家里第一个起床的人。我可以计划做一些其他事情——看一个朋友、加班、锻炼身体（开玩笑！），而不必受到精神上的煎熬——"家里解冻的母乳够喝吗？我要不要带吸奶器？去哪里泵奶？"，没完没了地担忧。断奶对我更好的补偿是，我可以全神贯注陪孩子玩耍，而不需要忙于哺乳。我记得以前总是看着老公早上和孩子们在一起（他终于可以从被窝爬起来了——爱你，亲爱的！）。他不得不陪孩子们玩耍。同一时间，每天最开始的 20 分钟，我不得不泵奶。早上剩下的时间里我要匆匆刷牙、吃饭、喝咖啡、做午餐，然后出门。

对于两个孩子，直到停止哺乳后我才意识到我用哺乳作为交换，创造了一种新的方式和孩子们连接。

每个人的情况都不相同，你可能断奶时一点问题都没有，这也不能说明你是一个没心没肺的怪物。你可能为此焦虑不已。哺乳一年、两年，甚至更久，也不能让你成为与众不同的怪人。但是你如果不愿意由孩子主导断奶，逐渐减少的母乳也不能有助于你做出决定，可能不得不在某个节点主动给孩子断奶。所以对于"什么时候给孩子断奶"这个问题，答案既简单又复杂。简单说：当哺乳对妈妈和孩子都不再有用时。长的答案：每种情况都不一样，哺乳的关系经常会迅速并不可预期地发生变化。某一周你可能确定自己达不到哺乳目标了，只是你还会坚持一下，结果发现你自己又处于最佳状态了。或者你感觉自己一直进行艰难而漫长的战争，然后在弹尽粮绝时随时可能溃败在任意一个终点。你可能发现自己的宝宝已经两岁了，然后想，"哇！给孩子喂到两岁也不赖呀！"你可能会觉得孩子会自主断奶的。结果一周以后，他又报复性地要喝奶。真的不晓得会发生什么事情。

断奶这件事不能由另一个人来决定。这是你的身体、你的母乳、你的孩子、你的荷尔蒙，你的乳房还要连接到一个机器上泵奶。你的宝宝当然很重要，但是在这个过程中你也要考虑自己。如果哺乳给你带来了严重的焦虑，毁灭了你的工作表现，影响了你和孩子或者配偶的关系——这些都是合理的断奶原因。你比自己分泌的乳汁更重要，你要掌控自己的身体。

毕竟，我们迟早都会给孩子断奶，不管是五天还是五年。它是我们每人都要经历的事情。我坚信断奶这件事必须在你的日程表上。

## ● 怎么断奶？

断奶可以是突然的或者逐渐的。不只有一种断奶方式，我不想去讲述世界上所有的断奶方式。得到一些妈妈朋友的帮助，你会找到自己的断奶方式，比如脸书上的互助群（确认一下这种群友是不是一群独断专行的妈妈，比如我曾经加入的一个群，因为我决定给女儿在一岁一个月而不是两岁时断奶，她们就把我踢出了群）以及哺乳专家（你可以在推特上找到一些专家，他们会回答你的问题——用哺乳这样的关键词进行搜索）。

断奶的核心是，妈妈主导断奶，而不是让宝宝决定断奶的时间是几个月还是几年。这意味着要找到方法逐渐减少母乳，让你的宝宝转到其他形态的液体营养（配方奶或者为一岁以下宝宝提供的捐献母乳、牛奶、山羊奶、杏仁奶或者就是水，里面还有为刚学步儿童添加的其他营养物，比如钙、蛋白质、脂肪）。

我发现制订一个减少喂奶的计划，给我自己一些时间——几周而不是几天——可以大大帮我减少痛苦、乳房肿胀，以及乳腺堵塞。（乳腺堵塞？听起来很熟悉？实际上你有意断奶时乳房产生的一些问题和你早期开奶时是一样的，肿胀的乳房、溢乳、奶线喷射、乳腺堵塞——甚至当你身体重新去适应改变的环境时，乳腺炎也会卷土重来。）

记住，给孩子喂辅食也是断奶的一步。一旦你的孩子吃"真正的食物"，他/她就开始断奶了。

## ● 减少喂食

当我在断奶这个语境里说"减少"喂食这句话时，我并不是指错过一顿该有的喂奶。宝宝饿了的时候，也要让孩子吃奶。当你孩子减少喝奶时，指的是他在 24 小时里减少一顿喝奶。一个刚出生的孩子一天可能需要喝奶 12 次，六个月大的孩子一天喝奶 5 ~ 8 次。你可以和配偶以及看护人一起观察孩子什么时候真正饿了，这样他不是真的想喝奶时，大人就没有必要逼着他喝。当你不在家上班时，更容易判断你的宝宝是否想减少一顿喝奶。因为当孩子和你在一起时，可能就是享受偎依在你身边。也许当你不在家时，宝宝喝奶的时间很短，或者大人给他奶瓶时宝宝会推开，如果经常发生这样的情况，或许你的孩子已经做好改变喂奶日程的准备了。

我们所说的断奶是指一整天里减少身体喂奶的次数。换句话说，你自己决定减少身体分泌母乳的次数。你宝宝喝奶的次数未必改变，但是你会逐渐减少哺乳（或者上班泵奶）的次数。

让我们看看在几周的时间里，如何一步步地做这个。请记住，我不是哺乳专家，只是你这个奇特的断奶之旅的旅伴。

首先，想想你的孩子每天要喝几次奶。你的宝宝一周岁了或者更大，每天喝三顿奶（哺乳或者瓶喂）？或者她三个月大，每天喝奶 8 ~ 10 次，包括夜里？为了我们的目的，我们准备用三种假设情况：（a）宝宝每天喝四次或者更多次数母乳；（b）宝宝每天喝三次母乳；（c）采取不同的方法：如果宝宝减少喝奶次数，你相应减少喂奶次数。

### 情况 a：宝宝喝四次或者更多次数母乳

例子：一个宝宝六个月大，刚开始吃果泥，宝宝每天亲喂或者瓶喂六次，包括一次夜间喂食。

看看这些喂食时间，然后决定哪一次最适合停止喂奶或者泵奶。宝宝所需要的这顿奶将来自配方奶或者你的储备奶。你或许会选择停止半夜的这次喂奶，而是让你的配偶给宝宝喂食。这对他来说多好啊，可以在半夜享受和宝宝在一起的甜蜜亲子时光！

如果你决定减少半夜这顿喂奶，那就在床头放一个手动吸奶器。我推荐手动的，而不是全电动吸奶器，因为我发现手动吸奶器比电动的更好控制，吸出让你感觉舒服的适量母乳。而用电动吸奶器，风险是吸奶键的劲儿太大，会继续要求身体分泌更多的乳汁。你半夜醒来时可能感觉乳房肿胀，想"泵点奶舒服一些"，然后继续睡觉。（把奶瓶盖上，把奶放在那里直到早晨。请记住母乳极其稳定！——或者你可以给床头放一个冷藏袋或者冰袋。）不要完整地泵奶一次，这会让你的身体感觉需要半夜分泌更多的乳汁，只是泵一点奶减少乳房的肿胀即可。

或者与之相反，你想减少白天上班时的一次泵奶。比方说你上班时每天泵奶三次，减少到两次，然后在感觉乳房肿胀时手动泵奶或者挤奶。请记住，你宝宝喝奶的次数并没有改变，只有你要求身体泌乳的次数改变。

如果你已经减少了一次泵奶，过一段时间，让自己适应宝宝减少一次喂食的情况，身体进入新的稳定状态。给出一周左右的时间，让你的泌乳状态调整一下。

过了"新的正常"一周，是接着减少泵奶的时候了。比方说你现在每天亲喂或者泵奶五次，而宝宝每天喝六次奶。

看看这五次喂奶时间，然后决定你想减少哪一次。晚上的？上班时的？为了睡懒觉减早晨的？现在你会适应这个训练过程。

重复着做，直到你每天喂奶或者泵奶的次数减少到三次。现在你可以进入情境 b 了。

### 情况 b：宝宝每天喝三次母乳

这基本上是宝宝一周岁的标志。早晨、中午、睡觉前，亲喂或者瓶喂各一次。（如果一周岁的宝宝喝奶的次数比这个多，不要焦虑。那也是正常的！）

如果你的宝宝已经减少到一天总共喝奶三次，那你可能上班时只需要泵奶一次。而对你来说，最容易做的就是把这唯一的一次泵奶也减掉。为了避免乳房肿胀，上班时继续带一个手动吸奶器，同时垫上溢乳垫并在身边放上替换衣物。周末时（或者你不上班的任何时间），你可以利用午餐时间给宝宝瓶喂一次，或者给宝宝喂奶。

在这种情境中，许多妈妈依旧会分泌充足的乳汁，时不时早晨或者晚上给宝宝喂奶。如果你发现这两次喂奶时的奶量在减少，证据就是喂奶结束后宝宝更加饥饿了，或你的泌乳量可能在减少，所以要加快断奶的步伐。

如果你很享受早晨和晚上给宝宝的喂奶时光，不想加快断奶，重新考虑上班时泵奶一次，以便维持宝宝所需的泌乳量。

当喂奶次数从三次减少到两次时，给身体一个星期的调整时间。当每周的中间不再需要泵奶来减轻乳房肿胀时，你会知道断奶快成功了。

现在就有点棘手了。如果你早晨和晚上给孩子喂奶（或者泵奶，因为你是纯粹的泵奶妈妈），你可能处于一个很好的平衡状态。你醒了的时候觉得有奶但是不肿胀，到了晚上你又觉得有奶了。可是你的身体已经完成调整了。那么现在你如何从一天两次减到一次？

和之前一样，这还是由你决定。但是我采访的大部分人——包括哺乳专家——建议先减少早上这顿喂奶。部分原因是晚上和宝宝偎依的感觉很好，可以让宝宝安稳地入睡。部分原因也是想早晨睡个懒觉。并且在早晨，你的宝宝一般很清醒，已经准备玩耍，所以你（或者你的伴侣）可以让他起床，和他一起玩，转移他的注意力。

这个情境中最重要的事情就是打破你早晨喂奶的规律。例如，如果你通常把宝宝放到床上后给他喂奶，那么就不要把他放到床上后再给他一瓶奶。最开始的几天，如果可能，让其他人叫宝宝起床（呜~呜！）。

这个人应该带着孩子去另一个房间玩耍一会儿。他或者她不要马上给孩子奶瓶，因为这个过程是在教孩子不必醒来后马上喝奶。这是一个新的规律。玩耍，走一走，做其他事情。然后坐下和宝宝一起早餐，给孩子一个吸管杯，或者一瓶奶，或者配方奶，或者仅仅是食物和水。

你回到床上，可能需要泵一点奶或者用手挤奶来减轻压力。和以前一样，如果减少了这次喂奶，让你身体再调整一个星期。特别是减少这次后，你要注意会出现乳房肿胀、乳腺堵塞以及乳腺炎的可能性。（关于乳腺炎的更多信息，请参考第十八章列出的资源。）

如果你已经减到每天一次喂奶或者泵奶，无论是在早晨还是晚上，该是时候深呼吸一下，然后减掉最后一次了。对一些妈妈来说，一天一次"需求"恐怕已经无法维持你的泌乳，所以身体或许会自己解决这个问题。而对其他的妈妈们，你还是要主动去减去这一次。

决定好孩子最后一次喂奶的日期，然后让自己好好大哭一场或者庆祝一下，或者两者都做。

在接下来的几天里，准备用手挤奶或者稍微用一下手动吸奶器，只是为了把多余的乳汁排出身体以便感觉舒服一些。接下来的一周要仔细观察你的身体，你可能接下来的几周会有一些溢乳（有时候是几个月），不要惊讶。

### 情况 c：宝宝减少喝奶次数，你相应减少喂奶次数

我的女儿九个月大时，她的喝奶时间非常有规律：7 a.m., 11 a.m., 1 p.m., 3 p.m., and 7 p.m., 有时候会前后错半个小时。（她已经没了早上 4 点醒来吃东西的习惯。）

到了这个阶段，我每天上班时泵奶三次。所以为了开始断奶过程，我可以只是早上 10 点和下午 3 点泵奶，减少一次泵奶。但是这个时候，当阿姨想早上 11 点给我女儿喂奶时，她突然开始不配合了，这是宝宝自己想主动减少一次喝奶的迹象。

于是我们和看护人一起做试验，把早上 11 点的喂奶改到中午或者下午 1 点，然后下午 3 点或者 4 点再喂一次奶。这招奏效了。这样我女儿每天减少到喝四次奶。我就顺从她的规律：工作时候的泵奶减少到两次。换句话说，她减少一次喝奶，所以我随着她减少一次泵奶。我们又平衡了。

你也可以推动宝宝，做法是减少泵奶次数要比孩子减少喝奶次数更早一些。或者你也可以随着孩子，一旦孩子减少喝奶次数了，你也相应减少泵奶次数。在第一种情况下，你设定节奏。在后一种情况下，孩子设定节奏——你要知道，如果顺从孩子设定的路线图，可以意味着你要哺乳一两年，甚至更久。好消息是，不管哪种方式，你都可以重新评估，随着时间改变做法。你可以先开始妈妈主导的断奶，然后改变主意让孩子来主导。或者你开始想让孩子主导，但是后来决定自己来主导断奶。在这件事上，你才是老板。

## ● 主动结束泌乳

你可以主动做一些事情，从而让自己结束泌乳（这取决于你是否想保持或者增加泌乳，最好避免做这些事）。这些方法如下：

· 把新鲜的圆白菜叶片放在你的乳房上减轻乳房肿胀（先用一个擀面杖或者酒瓶擀叶子，然后给每侧文胸的罩杯里放一片叶子，直到叶子萎缩了）。

· 每天服用安全剂量的伪麻黄碱或者含有伪麻黄碱成分的类似药物（请先咨询医生）。这种药可以减少泌乳。

· 喝大量含薄荷和鼠尾草成分的饮料。

## ● 减少断奶的内疚感

　　在想方设法给孩子哺乳后，断奶会给一些妈妈带来一种内疚感和自责感。对每个人来说断奶并不困难，但是如果在你做好断奶的准备之前就给孩子断奶了，就会带来深深的内疚感和失败感。这是正常的，但是只有你自己才能决定如何应对这些感受：继续哺乳或者依旧进行断奶。我发现了一些技巧帮助了自己以及我的职场妈妈朋友们减少断奶的内疚感，或许对你有帮助。

　　首先，问问你自己当年喝了多久的奶。很有可能你不知道答案，或者直到你最近出于好奇地问了你的妈妈，才知道了答案。实际上，这可能是你整个童年最无聊的信息了。这并不是说哺乳不伟大、不重要。不知为什么，我都没有想过自己婴儿时期喝奶时间多久。这让我平静一些了。

　　其次，努力关注一下你为孩子做的所有和哺乳无关的事情。有些女性害怕断奶会伤害她们和孩子的联系，所以你要知道有许多其他方式可以建立和维系这种联系。这点很重要。每一次挠痒痒，每一次微笑，每一次你抚慰、亲吻宝宝或者给宝宝洗澡：让自己关注这些事情，不要因为这些事情与哺乳无关而忽视它们。

　　因为内疚感和哺乳或者其他事情有关，我不想假装我可以消除你的这种感受（或者我自己的）。但是为了写这本书，我读了一些关于如何区别内疚和羞愧的书。这两个词的区别非常重要。内疚是对你认为自己做了错事的一种反应。羞愧则是一种感觉，认为自己本身就是错的。内疚会说："我为了平衡哺乳和工作非常艰难，为此感到抱歉。"羞愧会说："我不是一个好妈妈，因为我失败了。"（通常）自己才能给孩子哺乳，如果进展不顺利，我们可能会认为我们对孩子做得不够好。一句话，可能只是自己还不够好。

　　内疚感很糟糕，但是它和羞愧无关。羞愧的根本原因来自你的灵魂深处，并且会在那里找到栖息地。它会影响你观察万物的方式，并且会逗留很久。我想提醒你没有什么羞愧的事情，不论哺乳的结果如何。

　　你不是失败者。你作为妈妈的价值不能用盎司来衡量。大声说出上面这句话，把它写在你背奶包的里面。你是一个伟大的妈妈，在做一件艰难的事情。我希望你真的为自己而骄傲。

# 16　应对意外

　　世界上再周全的准备也无法阻止你碰到倒霉的一天。新手妈妈的疲惫不堪肯定会让你忘记什么事，泼洒东西或者搞砸某事。在下面所说的任何一种令人焦虑的情况发生时，幽默感和意识到这种情况终会过去的淡定，都是你的制胜法宝。不过如果不教你几招，那我也失职了。作为你之前的过来人，一个职场妈妈跟你说坦诚之言。

　　废话少说，我来教你如何应付万一发生了以下情况……

## ● 发现母乳的气味不太对

　　许多重返职场的妈妈会发现（或者听看护人说），母乳"坏了"或"闻起来气味奇怪"，尝起来有"金属味"或者"肥皂味"。结果大量的母乳就被白白扔掉了。在你扔掉母乳（或者让其他人做此事）之前，考虑一下这种情况：那种气味有时是来自脂肪酶，有些女性的乳汁里，脂肪酶的含量更高一些。

　　脂肪酶会分解母乳里的脂肪，而脂肪可以让母乳喝起来口感好。当母乳放在冰箱或者冰柜里时，随着时间的推移，脂肪酶会继续工作分解脂肪。如果你母乳里的脂肪酶含量高，那么发生化学反应的脂肪酶也会多。结果就是母乳尝起来有肥皂味或者金属味。

即便有些妈妈母乳的脂肪酶含量高（包括我自己），她们的宝宝也根本不在乎这种气味和口味。这对孩子也是完全安全的。有的宝宝则完全拒绝喝奶，这就是为什么提前做一些预演练习很重要了。你肯定不想回去上班的第一天就有这种压力。

如果你觉得自己可能有脂肪酶的问题，可以带着你的母乳去咨询一位哺乳专家或者由国际母乳会来确认。你也可以用以下的策略，看看哪种有效。

如果你确定脂肪酶就是肇事者，而你的宝宝喝奶时也没有抱怨什么，那就照常继续吧。同时告诉所有的看护人气味来自哪里，这样就不会有人出乎意料地倒掉奶了。如果你的宝宝不喜欢这个味道，那你可以试验一下不同的存放方法。

如果是冷冻母乳的问题，尝试按日计划的泵奶方式（周一泵的奶周二喝），看看是不是冷藏的母乳口感好一些。或者泵奶后立刻冷冻，看看是否奏效。尝试几次，出几次错，你可能就会知道你的乳汁存放多久，会出现那种奇怪的味道。

你也可以在冷藏或者冷冻母乳之前飞快地把母乳热一下。热一下指把乳汁加热到表面开始出现气泡，然后迅速把乳汁拿开放凉。

大多数妈妈会在家里用一个锅加热母乳，但在办公室里会比较困难。替代品是给集乳室或桌子里放一个热奶器，可是这个方法不简便。你需要尝试给热奶器里放多少水合适。需要的水量可能比你给宝宝热奶瓶的水量多。最好买一个温度计，加热母乳的时候测试一下温度。把母乳加热到 160 ~ 180 华氏度（71 ~ 82 摄氏度；关于温度大家的看法不一，这个温度跨度两端的妈妈们都成功了）。让母乳在那个温度保持 30 ~ 60 秒，然后把母乳从热奶器取出来，放凉后存放。如果你担心用塑料瓶加热并且反复加热到这个温度会影响健康，那就用玻璃瓶。

对一些妈妈来说，加热似乎可以解决气味和口味的问题。尽管加热的确会消灭你母乳中的一些营养成分，母乳对你宝宝来说依然是最棒的。你也可以试着把母乳和配方奶混在一起，冲淡那股味道。

如果你已经尝试了所有对付脂肪酶的方法，而都没有奏效，这也未必就是失败。你可以继续泵奶以保持泌乳，尤其是当你宝宝很小时，继续定期尝试给孩子喂一瓶奶。问题可能根本不是来自母乳的味道，可能源于温度的问题，也可能是因为某种瓶子的问题（给大一些的孩子试着用鸭嘴杯），或者源于孩子被抱着的方式，或者源于其他方面。如果你下定决心要找出原因，多给自己留一些时间，可能是正确的选择。

如果所有方法都不奏效，你的孩子痛恨你泵出的母乳味道。亲爱的，你的泵奶之旅可能就要结束了。（如果愿意，你依然可以把冷冻的母乳捐献给奶库！）不过你和宝宝在一起的时候还是可以亲喂，这样母乳是新鲜的。记住，哺乳意味着要么一直哺乳，要么从不哺乳。

## ● 怎么处理在外面放太久的母乳？

我的朋友，每个人身上都会发生这种事。你会这么做，你的配偶会这么做，你的看护人也会这么做。母乳是特别稳定的，因为里面含有各种活性成分，它可以经受住放在室温里6 ~ 8个小时。如果发生了这种情况，只要是新鲜的母乳，就把瓶子放进冰箱，或者直接给宝宝喂，继续过你的日子。如果母乳在外面放得太久，或者原来是冷冻奶，解冻后放在了外面。那就闭上眼睛，大声说一句："这是可再生资源！"然后倒掉。

## ● 你忘记带上一个吸奶器配件

某一天你肯定会忘记带一个重要的吸奶器配件。请相信这一点。为了减少这种风险，在日历上每天早晚都设定提醒，确认你把需要的配件都放好了。在家里和办公室里各放一套相同的配件。确保你的吸奶器有一个电池包，并且它无时无刻都和吸奶器放在一起。在你办公桌里放一个手动吸奶器作为备用。

奶瓶是最容易忘记的，因为你会一直用着吸奶器。作为替代，你可以把玻璃杯或者陶瓷咖啡杯用蒸汽消毒，在玻璃杯或者杯子里放 1 盎司（30 毫升）水，然后把它们放入微波炉，上面放一个茶碟，在微波炉里转两分钟。

你也可以把母乳袋或者干净的拉链式塑料袋固定到吸奶器的连接器上，可以用胶带粘。有的塑料袋原本就有胶带或者橡皮筋。（注意：这个并不适用于所有吸奶器，因为有的吸奶器为了正常工作，吸奶器需要和奶瓶连接得特别牢固。）

莱斯莉是一个心理学家，在一个单位的妇产科工作。有次忘记带奶瓶了，于是她用怀孕妇女做尿检的无菌尿杯代替。

如果你忘记了一个喇叭罩、连接器或者导管，你依然可以泵奶，只不过一次只能泵一侧乳房。要记住，堵住吸奶器另一侧的孔，这样机器才能正常吸奶。

如果你忘记了任何一种配件的两个（不是奶瓶）或者丢失了你的电源组，这就和忘记整个吸奶器一样了。这些配件指导管、连接器、喇叭罩和垫片。如果发生了这种情况，找出市里所有 Babies "R" Us 和 Target 商店的地点，紧急去购买（这其实是一个很好的主意），还有几招可以让你熬过这一天：

· 在办公桌和车里放一个手动吸奶器。

· 学习如何用手挤奶，这样就不会涨奶了。大多哺乳类书籍会介绍这个方法。如果某一天用手挤奶，你的泌乳不会因此而干涸的。你甚至可以用一个消毒过的杯子接到一些挤出的乳汁。

· 做好准备迎接这一天吹毛求疵的人。

## ● 你担心吸奶器不正常工作了

你上班时很可能会出现有一天泌乳情况不好，然后很可能因此陷入恐慌状态。观察一两天，并且尽量放松。但是如果这是持续的问题，或者你怀疑吸奶器没有正常工作，那可以注意以下几点来应对。

· 检查电源。如果你使用电池，把电池包两侧的电池都更换一下。如果你原来就用电池，可以试着换成电源插座是否奏效。

· 确认那些垫片依旧可以正常使用。或者更换一下，有时候就有效。

· 换一个新的导管或者把现有导管的一端末梢剪掉——前提是你的吸

奶器导管里没有小的塑料装置。这样做可能让导管在吸奶器上固定得更牢靠。

·泵奶的时候，观察喇叭罩里你的乳头。你的乳头大小会随着时间推移发生变化（我知道：这点很讨厌）。如果你感觉喇叭罩导管的内壁在摩擦你的乳头，那就要换一个大一些的喇叭罩了。

如果这些窍门都不奏效，你依旧认为是吸奶器的问题，拿着吸奶器去找哺乳专家或者出售、租赁吸奶器的商店，让他们测试一下。

## ● 母乳溢出或者漏洒在衣服上

最好的方法就是未雨绸缪。带一套替换衣服放在车里或者办公桌里，或者穿一件开襟衫可以遮住湿了的衬衣。带图案的衣服比纯色的纤维掩饰奶渍的效果好。如果你忘记了以上的预防措施，至少你还可以稍微清洗一下脏的地方。

萨拉（Sara）是公司零售经理，有一天特别疲惫，忘记把母乳袋或者奶瓶装到吸奶器上了。几分钟以后，她才意识到奶泵到满裤子都是。

趁着乳汁还是湿的，把纸巾挨着你的皮肤放入衣服里，另一张纸巾放在衣服外面，然后挤压，这样做可以把液体从衣服两边压出来，比只是从一侧压的效果好。注意观察什么时候可以干，尤其是深色面料。它会在一个点周围形成一圈白色印记，你可以用水重点清洗这一片。

## ● 忘记带溢乳垫

当你把溢乳垫忘在家里时，厕所手纸可以当作你文胸的溢乳垫。还有更好的替代物吗？把一个卫生巾或者卫生护垫剪成两半，它们甚至有黏着力！或者把一直躺在你包底、没有用过的尿布剪成圆形。

## ● 乳房肿胀 / 乳腺堵塞 / 乳腺炎

乳房肿胀是职场妈妈们的祸根。它必定会迟早发生的，因为你的老板或者一个客户需要你办事，或者你忘记带吸奶器了，或者你出差，或者你白天就是没有时间。在类似这种情况发生时，溢乳垫就是你的朋友。穿低胸的上衣时要注意，在乳房肿胀时，它们看上去就不是性感而是低俗了。

如果乳房肿胀令你疼痛难忍，却没有机会泵奶，去一下厕所用手挤奶，这样至少可以减少一些压力。你可以把挤出的奶倒入富余的溢乳垫上、洗手池里、马桶里、垃圾桶里、母乳袋里、咖啡杯里（如果你想保存挤出的母乳，就把杯子用微波炉蒸汽消毒），甚至你的手里。

如果乳汁被堵在你的胸部，那么随时会发生乳腺堵塞的问题，比如带钢圈或者过紧的文胸趴着睡觉，或者总是用同一种姿势哺乳，都会造成这种情况。

乳腺堵塞和乳房肿胀关系密切，尽管当你还没有乳房肿胀时，就可能发生乳腺堵塞的问题。如果你注意到胸部的一些硬结，不要恐慌。这并不一定意味着你离乳腺炎只有咫尺之遥了——像我第一次发现时大惊失色，以为自己得了乳腺癌（其实没有）。

在泵奶的同时，试着按摩这些硬结，用适当的压力在上面转小圈（在家里喂奶时，如果打开了这些硬结，你宝宝喝奶的效率也可以提高）。当给宝宝喂奶时，试着换不同的喂奶姿势和抱孩子的姿势——有时候孩子在不同的位置吸奶，比如让他的下巴指向硬结，就可以吸出乳房不同部位的母乳。

如果你有一个电动牙刷，就可以在乳房外部用它在硬结附近按摩，就可以帮助打开硬结。温水也可以帮助：给盆子里放满水，把乳房放入水里进行按摩，或者站在淋浴头下面，让喷头冲刷你的背部，然后顺着胸部淌下来。你也可以用热乎的小毛巾（把毛巾放入微波炉转三十秒，试一下温度以免烫伤你的皮肤）。

可能需要一两天情况才可以缓解，但是长期坚持这些方法是有益的。如果你发现自己经常乳腺堵塞，请咨询你的医生或者儿科大夫如何解决，包括用天然的添加剂卵磷脂。它对宝宝是安全的，也能帮助你预防这些小硬结。

除非硬结变得非常疼，或者发热或者你发烧了，否则不必惊慌失措。上述症状都指向乳腺炎，那就需要看医生以避免更严重的脓肿。大多数妇女可以用抗生素和以上消除硬结的方法对付乳腺炎。发烧、发热、疼痛、红点通常要出现 24 小时以后再使用抗生素。

## ● 在吸奶器导管里发现了湿气

对于职场妈妈来说，这种事司空见惯，两次集乳间隙她们没有时间晾干吸奶器配件。你如何避免里面滋生霉菌？

这就需要你尽快更换配件。如果你在里面发现了水或者湿气，操作如下：

结束泵奶后不要马上关吸奶器，从连接器上拔下导管，把它们直接插到吸奶器上，让吸奶器转动几分钟。一定要让它干透了！如果你觉得需要清洗导管，可以用肥皂水冲洗，然后再用"启动吸奶器"干燥法。你也可以滴一些医用酒精到导管里，让酒精在导管里停留 1 ~ 2 分钟，然后在头部位置晃动导管，最后模仿抛套圈的样子（不要撞到别人）清理出酒精。如果你的吸奶器是封闭系统，请注意永远也不要清洗导管。

## ● 你的宝宝不愿意喝瓶奶

对于一个职场妈妈来说，这的确是一个让人焦虑的情况。你带着宝宝的食物源去上班，而他在另一个地方拒绝喝你辛辛苦苦泵出的乳汁。有些妈妈的工作单位允许她们回去给宝宝喂奶，或者允许把孩子带到单位来喂奶。但是并非所有的职场妈妈都可以做到这点。所以这时就需要和你的儿科医生或者哺乳专家谈谈了。

请翻回去看第四章，我们谈到给孩子试着用奶瓶。请充满耐心并且尝试一些试验，几乎所有的孩子都可以最终接受奶瓶，或者一个鸭嘴杯，即便对出生不久的婴儿也可能有效。

尝试你眼前各种不同的东西。试着不同的温度（有的宝宝希望奶热一些或者凉一些）。尝试不同大小 / 形状 / 材质的奶嘴。让瓶喂的体验接近亲喂，或者让瓶喂的体验和亲喂完全不同。在宝宝昏昏欲睡的时候给他奶瓶（这样孩子可能会不太固执己见）。让看护人举着某个东西上面有类似你的气味。

你也可以尝试"逆循环"的方式，也可以让你完成给孩子喂足够奶的基本目标。简单说，就是夜晚频繁地给宝宝喂奶，白天则减少喂奶次数。

这种喂奶方式需要安全地和宝宝同睡（咨询你的儿科医生），但是妈妈整个晚上处于随时待命的状态。所以我出于理智，从来不认为这是一个切实可行的选择。（此外，我的两个孩子睡觉时喜欢反复打我的脸）。但是有些妈妈发现和宝宝同睡可以让她们睡更多的觉，而不是更少。

安回忆说："我回去上班时孩子一点都不愿意喝瓶奶……即便现在，她也喜欢我亲喂。所以到了夜晚，我们家就是'乳房时钟'。孩子白天可能喝奶少，但是他们可以夜晚来弥补。而你的身体也会自我调整。可是当你孩子一开始就痛恨瓶奶，对一个职场妈妈来说，你可能会有很强的内疚感。"

同时，你看看哪种方式适合你，可以一次用少量的母乳尝试，这样看护人就不会浪费你的母乳。

## ● 在你踏入家门之前看护人刚给孩子喂了瓶奶

这是典型的让职场妈妈们最懊恼的事情。上班时你完美地计算自己的泵奶日程，然后急匆匆赶回家，期待可以一直到第二天早上不用泵奶而是亲喂。你走进门结果看护人笑着说："我刚给孩子喂了瓶奶！"

要避免这种情况，就需要尽早并且频繁地培训看护人，持续地交流沟通，你还需要风度和宽恕。和看护人谈谈，让他们理解一天结束后亲喂是你的首选。让他们明白如果孩子的确饥饿，可以给孩子喂一瓶奶，不能等待。但是要强调你希望踏入家门后尽量给孩子亲喂。

教他们一些方法，比如给孩子只喂1盎司（约30毫升）奶，安抚他们一下，然后等你回家。如果可能，你离开办公室之前给看护人发短信或者打电话，这样他们就预先知道你大概几点到家。

如果这样糟糕的事情已经发生了（肯定会发生），深深吸一口气微笑，要知道这些人尽力做到完美。尽管这样，许多孩子还愿意再吃一点奶，因为他们喜欢妈妈。

## ● 喝酒后能否哺乳？

有次我儿子看到我拿了一个不透明的喝水杯，于是问我："妈妈，那是酒还是咖啡？"对他来说，妈妈可能喝的饮料只有这两种。继续请你判断一下。

怀孕的时候，得到妇产科医生的允许，我喜欢时不时喝一杯酒。可是当我儿子降生以后，我就彻底困惑于哺乳和喝酒是否可以两全。许多新手妈妈会慎重决定喝不喝酒。可能会变成一个和工作有关的问题，因为有时下班后可能去喝酒，出差时也有可能。

没有人可以为你做这个决定。我可以向你保证，如果你确实决定哺乳期间喝一点酒，人们会根据你的行为来评判你——不见得是当你的面。所以提前给你打预防针，这样你可以做好准备。

美国儿科协会建议哺乳的女性要避免所有酒精类饮料。我这个门外汉是这样看这个事情的：大多数可以找到的研究似乎显示，喝一两杯酒不会伤害你的孩子（除非你让孩子喝酒，而在任何情况下你都不会这么做）。如果你相信这一点并且可以接受，请参考以下的操作，可以喝一两杯酒或者一两杯啤酒。

有些人害怕哺乳期间酒精会掺杂进入母乳，可是她们还是想喝，于是就"泵奶后倒掉"——就是说，喝完酒后把乳房里的乳汁泵出来再倒掉。这是一种极端的做法，很少情况下这种做法讲得通。

大多数情况下，酒精和母乳相互作用。其实并不需要你泵奶和倒掉奶。就像在血液里一样，酒精在母乳里也会发生代谢，意味着如果你停止饮酒并且保持相当长的一段时间，最终你的乳液里就没有酒精了。把所有的乳汁泵出来也不会加速酒精排出你的身体。换句话说，喝酒后唯一必须泵奶和倒掉奶的理由就是你感觉极其不舒服，需要把乳汁立刻排出。此外，只有不到 2% 的酒精进入你的乳汁，所以偶尔喝一两杯酒，其实我们摄入的酒精量非常小。

更轻松的方法，简单说就是，如果我感觉体内有酒精，那我的乳汁里依然有酒精，所以我不能喂奶。感觉体内有酒精的时候泵奶，那些乳汁也要倒掉。

最保守的做法（仅次于哺乳期间不喝酒）是遵守更严格的指南：

·喝完酒后至少等两个小时再喂奶（国际母乳会和其他机构认为酒精在母亲体内的高峰期是酒后 30 ~ 90 分钟）。

·喂奶或者泵奶的时候喝酒，这个听起来像是一个酒鬼的做法，实际是一种保守的建议，因为酒精需要一些时间才能到达你的血管。

·购买测量泵出母乳中酒精含量的试纸（Milkscreen 是一个知名品牌）。如果你血管里酒精浓度达到饮用一杯酒的程度，试纸就会呈现阳性。

谈到哺乳期饮酒这个问题，你还应该知道，一些研究表明，酒精会伤害泌乳和排出乳汁。如果你有时喝酒，那就关注一下这些信息。

顺便问一下：咖啡可以吗？适度摄取咖啡因是可以的。如果你是职场妈妈，我可不敢从你手里夺走咖啡。


## ● 你不能（或者说不想）上一整周班

对许多女性来说，变换工作是不可能的——或者这么说，不是她们想要的。

如果你发现自己苦苦挣扎着想让你工作和哺乳兼顾，要是你的雇主和家里的经济状况允许的话，你可以考虑改变一下工作内容。

一些妈妈的工作可以做一些临时变动：不全天上班，工作分担，全天或部分时间远程办公，或者每周压缩上班时间，上班的几天工作时间更长。要和你的老板及人事部门谈这些想法，就需要像第八章那样作出同样的规划。

问你自己同样的问题：如何才能让他们相信你能够做到此事？你将要面对的谈话人性格怎样？是否有这样改变的先例？这样做的缺点是什么？你如何去应对？这个谈话的语气也很重要：你不是乞求，你也不是"理所当然"可以这么做。提供一个强有力的方案，并且自信地陈述它。


## ● 你担心同事们的看法

泵奶可以让人有许多时间去胡思乱想。职场妈妈们喜欢的一个话题就是我们做的这些事别人会怎么想。每次你都不得不提前离开一个会议，会进入一个螺旋式的猜想，每个人是不是都在想象你泵奶的画面（他们不会的，除非他们有孩子，否则他们都不知道泵奶需要什么），你会担心每次你离开的时候他们是不是在你背后瞪着眼珠（他们可能会，如果他们是一群混蛋），你会担心这么做是不是毁了自己的职业生涯（你没有，你是伟大的）。

我想换个角度说明此事：我发誓，大多数人不会为你费心思的。人们都忙着自己的事情，不会在你身上花太多时间。此外，你只是花了有限的时间做这件事。在大背景下看这个事情，泵奶这件事很快就会过去的，你会为自己曾经尝试过而骄傲。

## ● 你非常不想"被打扰"

我觉得有必要事先说明一下，我喜欢自己的孩子，以免被认为下面的内容和这个无可争辩的事实相矛盾。

有时我不希望他们触摸我。有时我觉得如果有人触摸我，我会失去理智的。

哺乳时有特别多的身体接触（泵奶也是一种独特的物理接触），每个人都说这是一种感觉很棒的接触。有时候是这样的，但有时也令人厌烦。

感觉被"过度触摸"是完全正常的，我想告诉你不要为此感觉糟糕。当我感觉很糟糕的时候，或者给老公通行证，让他离开家一会儿，或者把厨房烤箱上的定时器设定为十分钟，告诉大家在时间到了之前谁也不要打扰我。如果他们打扰我了，那就重新设定十分钟，然后拿本书进我自己的房间。有时候你只是需要短暂的休息，提醒一下自己设定一些界限。

## ● 被自己的泌乳所困扰

困扰于自己的泌乳有多种表现形式，对于泵奶的女性尤其不好，因为你可以看到并且计算泌乳量。

我儿子出生以后，我有了计算泌乳量这个毛病。到了晚上，我就会失眠，总是站在冰箱前计算每一盎司珍贵的乳液。我定期向任何愿意倾听的人讲我的母乳储备量已经有多少了（参加聚会时，我乐此不疲）。

上班和出差时，我详细记录我泵出了多少奶量，让我孩子的看护人也做一个同样详细的记录，并且每天用邮件向我汇报，这样我就知道自己每天泵的奶是否超过儿子的消耗量。如果没有超过，第二天我就会增加一次泵奶。尽管这是关注泌乳量的好办法，但对我来说，这已经发展到影响健康的程度了。

困扰于计算奶量是非常危险的。为什么不可以呢？从许多方面来说，如果你忘记了"她是否感到安全和被关爱"这件事，你就容易在孩子的婴儿阶段用数字来衡量你作为母亲是否成功：每次吃奶的奶量，哺乳时在每侧吃了多久奶，泵奶量，冰箱或者冰柜里的奶储量，宝宝体重增加了多少，每天用湿的尿布数量，睡了几个小时，哺乳多少个月。要计算的事情太多了，每件事当时都让你感觉非常重要。

对于喜欢掌控一切的妈妈，计算可以让她感觉掌控了一个相当难搞定的局面。

如果你是一个喜欢计算的人，没有理由假装你准备停止计算了。实际上，有些计算是有益的。可以让你知道宝宝喝了足够的奶，体重增加正常——但是你的儿科医生会帮助你搞定此事。最开始大概计算一下尿布的消耗量，就可以了解孩子正常的补水和饮食了，也可以计算你的配偶泼洒了多少母乳。你可以根据这个数量严厉指责并痛恨他（开玩笑，开玩笑）。一些最基本的计算不是我们的敌人。

可是另一方面，如果困扰于计算，那就需要注意了。这可能意味着你像我一样，在冰箱前花了许多时间。它或许意味着你默默地困扰于每次喂食，想知道你的宝宝喝了多少奶；也可能是你特别详细地记录宝宝大便，直到孩子五岁生日；也许表现为你给自己设定了哺乳目标，并且在每次自己达到目标时又提高了目标。你还不停地问其他妈妈们哺乳了多久，这样可以偷偷把你的进步和她们进行比较。

如果你的情况符合以上描述，随它们去吧。但是我想温和地建议你每隔一段时间问问自己，这些事情是不是真的可以帮助你？或者它们只是个无底洞？我不是在评判你，因为我也有这个阶段。我只是作为和你一起翻过这么多页书的朋友，为你担心，不想你被这一切压倒。

## ● 你怀疑自己可能有产后情绪障碍

我是不是提到兼顾泵奶和上班很艰难？是的。泵奶可以让你有回报感，并且是让你上班时和孩子发生联系的方式，但是你时刻在脑海里也要记住其他事情——计算泵出的奶量，冲洗和存放吸奶器，盘算去哪里泵奶，会议是否能按时结束以便我去泵奶。哦，不，我忘记带储奶袋了。已经做完了一些事情之外要考虑其他如此多的事情。你不但给自己压力和评判，还让其他人给自己压力和评判。有时候这些焦虑和担心就会失控。

尽管在这个话题上我不是专家，我想简单谈一下产后情绪障碍这个话题，这样你就可以认识到它的症状。你可能听说过产后抑郁症（PPD）和它的症状。你经常听说妈妈们无精打采，对自己的孩子不感兴趣，总在哭泣。看看你身上或者你的妈妈战友身上是否有这些症状。

尽管大家都很关注PPD，PPD的近亲——产后焦虑症（PPA）也需要关注，并且它的症状非常不同。PPA看上去过于担心，以至于不能睡觉，还有许多其他症状。PPD可能看起来易怒，或者有情绪波动，还有许多其他症状。在流行文化里，许多症状没有得到讨论。

就像我生了第一个孩子一样，你可能发现自己对宝宝过于关注，不敢想象你怎么能离开宝宝一段时间（哪怕一秒）回去上班。

这样胡思乱想导致我产生了焦虑。因为我的症状完全不像PPD，所以花了一段时间才发现自己需要帮助。

还有其他病症，比如PMADs（临产期情绪障碍和焦虑症）、产后强迫症、创伤后应激障碍、产后精神病。我不是想用这些病来吓唬你，只是想让你知道，我们所听到的老一套的PPD只是产后情绪障碍各种表现的冰山一角。

如果你发现自己有轻微的迹象，你的情况正从"不算好但是正常"向"不太正常"的方向转移，请务必寻求专家帮助。你不必非要走药物治疗的路径（我知道有的女性从中受益，但是我不属于其中一员），但是你必须找人谈一谈。

对别人说任何"产后"相关的词可能会让你害怕。我记得当时担心自己对老公说这些病名，他可能会认为我已经处于要伤害自己或者孩子的边缘（我没有发生这种情况，但是有时可能也会有这些想法）。仅仅是这种担心就几乎让我欲言又止。有时候你只是不想大声说出来，因为你不想让一切成真。

保守秘密是滋生产后各种症状的肥料。如果你不想让这些征兆变成病状，就要尽快地和某人说一说。如果你倾诉的第一个对象没有关注此事，或者把你合情合理的担忧看作"产后忧郁"——不管他们是你的丈夫、你的朋友或者你的妇产科医生，那就再找其他人。向别人不断倾诉，直到有人开始倾听。

作为开始的第一步，拿起电话或者写封邮件，找一个有孩子的妈妈做朋友。她可能看起来曾经有过这种状况。不过我可以向你保证，她肯定有过这样那样类似的情况。告诉她具体情况，你现在想的或者做的事情有多么不太正常。如果这个女性也有一个孩子，那就没有什么会吓到她。她会告诉你她自己的故事，会让你大吃一惊的。她会让你感到，倾诉你的焦虑和压力、疲惫和挫败是没有问题的。

不论你是否认为自己已经有产后情绪方面的风险，不论它是否与哺乳有关，在孩子降临之前你都可以预先做一些防备。

在我第二个孩子出生之前，我组建了一个小小的妈妈朋友群，让她们定期检查我的精神状况。这些妈妈和我的丈夫，都实现了他们的承诺，就我的精神状况问我一些试探性的问题。他们的问题很残酷，不过我让他们保证要这么做。

关心你自己，关心他人。母亲这个身份是有影响力的，也非常吸引人。但是这个影响力也有阴暗面，我们有必要让彼此身心健康。

# 17  五味杂陈的泵奶感受

## ● 一个无关哺乳的小故事

我生了儿子才一周，我的朋友安就生了一个女儿。安的宝宝几周大的时候，她和丈夫带孩子去看了一场职业棒球联盟比赛。安拍了一张一家三口的照片放在了脸书上。

18个月以后，我和安通电话谈论哺乳和妈妈的内疚感等话题，我提到了那张照片。

我说："还记得你把全家看球赛的照片放在脸书上吗？这让我感到很羞愧。你们真是有趣的父母！我真是一个不称职的妈妈。我花了几天时间思考：我们是不是也应该带孩子去看棒球赛？他是否得到了足够的外界刺激？"

安说："啊，我的上帝。我发了那张照片后想了好几天：我们是不是不应该带她去？球场有那么多的细菌！声音太大了！我其他朋友绝不会这么做的！我们真是不称职的父母！"

换句话说，我迄今为止发现最能有效传递焦虑和自我评价的事情就是做母亲。对于新时代的妈妈们，哺乳又成为了这个体系的增压器。

## ● 指责自己（每天）

一般来说，我们这些新手妈妈对自己都很苛刻。为什么我们每天要花这么长的时间分析我们作为妈妈的优缺点？让我们自己不要做这个事情，试图给自己解释这件事做得不错，责备自己今天没有做什么事情，和高不可攀的标准比较，并且假定周围的妈妈们达到了这一高标准。

当谈到哺乳时，这种精神状态尤其真实。是的，有一些妈妈在轻松愉快地哺乳或者不哺乳。她们貌似根本不在意社会上、她们的朋友或者游乐场那个可怕的女士怎么评论她们（如果这是你的第一个孩子，你可能还没有见到这种女士，但是你会的……你会的）。

对大多数女性来说，内疚和自我批判是哺乳的一部分，也是一种包袱。从"我的泌乳是否充沛"到"我的乳汁营养够吗"，"我要/需要停止哺乳，但是我是不是太自私了"，"我只是想要一杯酒"，哺乳的道路上布满了内疚的地雷。

为了写这本书，我花了许多时间思考，为什么谈到哺乳这个话题时，妈妈们典型的内疚感就像服用了类固醇激素一样爆发了？这里有许多原因，但是我的理论是从你孩子诞生的那一刻就开始了。

一个刚出生的婴儿放在了你的手臂里。过去的九个半月，你一直担心如何让这个家伙可以成活。你关注自己吃的每样东西，拒绝或者没有拒绝的每一杯酒，每次半夜醒来意识到自己一直在仰睡，而你的医生告诉你不要这么做，基本上你是唯一对这个孩子负责的人。

所有时间里你的母性直觉都非常高。是怀孕让你变得更有母性了吗？怀孕不会让荷尔蒙水平突变，而在这一刻直觉充溢着你的大脑和身体，你是被造出来保护这个孩子的，你爱他超过你所想象能做到的。（如果你还没有这种感觉，请不要把这一点加到内疚清单上。我保证，这种感觉最终会出现的。）女性千百年来一直成功地做到了这点，这也是为什么有了我们人类。在你之前的无数女性都在冲着你的耳朵窃窃私语："你是在孩子和突发灾难之间的最后一道防线。"

对于许多女性，目前这是我们唯一的工作。在宝宝生命的最初几周，除了我们作为妈妈的表现，没有什么东西来评判自己。（如果我们不能持续地评判自己，那我们做什么呢？）这里没有工作总结、销售目标、预算或者奖金，没有打破你自己最高纪录的五里跑（请在你孩子出生后的几周里不要这么做）。没有在瑜伽教室里偷偷环顾四周，把你自己的头倒立和其他人做的相比较。没有买衣服，让自己感觉有所收获（在很长一段时间里，你可以把最后这条从你的清单里划掉）。没有几个小时的社区志愿者工作。没有"我十分钟里可以把几杯啤酒一饮而尽"。（我没有评判你生孩子之前的生活方式。）

生活里有许多事情通常可以给我们满足感，提醒我们能够做最好的自己，给自己设定标准，然后达到并超越。除了当一个孩子的妈妈，所有这一切都要暂时搁置了。这唯一一件事情的意义深远而重要。

于是就有了你焦虑而紧张的精神状态。如果你的状态不是这样，我为你高兴。请到我家来，帮我看一会儿孩子，这样我可以出去喝一杯。

## ● 母乳、压力和职场妈妈

许多妈妈睡眠不足，但还要重返职场。重返职场不仅让你更加疲惫，并且剥夺你和孩子在一起的时间。它让你要兼顾泌乳和养家糊口两件事。现在你可以选择了：是离开孩子感到内疚，还是因为花时间泵奶影响了工作效率而感到内疚？如果两种内疚感都有呢？

我问过几百个职场妈妈，一边工作一边哺乳的感觉如何。她们的回答是：既令人惊喜又非常可怕。我采访的大多数女性提到了负面的感觉，比如焦虑、压力、内疚感，以及可以同时处理好这些事情并且给孩子喂奶的自豪感，和重返职场的兴奋。

有些人坦率地说感到烦恼，因为泵奶让她们不能全身心投入工作。有些人内疚，是因为她们可以为工作时远离孩子休息一下而高兴。所有这些人在工作和做母亲的双重重任下疲惫不堪。

一些人感到了同事们希望她们停止哺乳的巨大压力——尤其是当她们接近或者超过一年这个标志性时间时。我很惊讶，其中的许多压力似乎来自女性同事。她们的评论是配方奶对孩子也很好（是这样的，但那不是重点），或者认为孩子"太大了"不需要哺乳。

许多人惊讶于她们自己的答案，说她们之前没有意识到她们对于整个事情的情绪如此复杂（和强烈）。正如朱莉（Julie）所说的："之前没有一件事让我同时感觉自己的权利如此大，可是却如此不能胜任。"

边工作边背奶可以孕育出一系列事情，让你感到焦虑、内疚，并且自我批判。

## ● 一些观点

我们要一起承认，我们这些新手妈妈们可能会对哺乳的信息有一点敏感。其中职场妈妈们可能是最敏感的，因为我们中的许多人已经有职场妈妈的内疚感了。

比如对于女性谈到会议或者超越他们哺乳目标这些话题，过去我会非常容易烦恼。我花了一些时间（五年）才意识到，脸书上的留言比如"设立一年目标，不要一滴配方奶！""#神圣的#专一的#哺乳#"这些关键词都和我没有一点关系，也不指向我。

你知道我意识到了什么？人们在网上留言说完成了马拉松比赛，并没有评判我。因为我甚至不知道我的跑鞋在哪里。这些留言和我无关，它们不是控告我懒散的生活方式，只是一种个人的庆祝方式，庆祝完成了一些艰难和有回报的事情。

有时我们看到和听到的信息并不意味着有伤害性或者激发我们内疚感，可是我们被真实地伤害了（这的确存在），搞得神经质了，外加荷尔蒙以及自然而然产生的妈妈内疚感，使得即便是无害的、出于帮助目的的事情，也让我们感觉是一种毁灭性的评判。

大多数妈妈，还有大多数倡导哺乳的活动家，真诚地想帮助其他女性度过这个挑战性的时期，并且让社会上的其他人支持哺乳。尽管你我完全支持哺乳类的信息，但是为了使哺乳常规化，还有许多工作需要做，需要让我们的法律、文化和各个机构支持此事。

我想起来的另一件事情是，一些哺乳妈妈的确希望有导师可以推动她们越过障碍。这样她们可以坚持哺乳。一些女性不想听到"试一点配方奶没有关系"这句话。她们希望听到更激励人心的话，比如："你可以做到这点，孩子妈妈！现在不要放弃！"让她们的配偶、朋友或者哺乳专家去猜想她们的真实想法实在令人困惑："这个妈妈是想让我推动她去达成目标，就像电影《洛奇4》那样？或者她已经忍无可忍，我的任何鼓励将会被她理解为压力，给她带来伤害？"

他们不知道你需要什么，除非你明确地告诉他们。即便他们猜错了，你也应该大度一些。

另一个应该注意的领域是，一些人喜欢分享关于哺乳益处的科学理论。没有理由假装哺乳相关的科学不存在。但是我终于明白了：经常是由于工作的压力，有些妈妈正在苦苦奋斗想达到她们个人的哺乳目标。对于她们来说，一遍遍地看到这些数据会让她们感到痛苦。当你感觉自己的哺乳努力快要失败时，看到或听到关于哺乳和孩子健康相关的信息会令人心碎。

大多数引用哺乳数据的人是身体力行的，因为她们真的相信需要更多的教育。如果这个人或者某个媒体不是反复向你灌输这些数据，可能他们并不是有意去伤害你。不过如果你已经对哺乳感到内疚和伤心，就很难忘记这些事情。我不是试图告诉你无视这种感觉。我只是请你对哺乳相关的科学数据做到心中有数，并且尝试相信这并不是针对你个人的攻击。

所有这些都是善意的提醒，既是对我自己也是对你。并不是每个人都想让你感觉自己像一个废物，对于做的某件事自责不已。有些人真的只是想帮助你。

如果你觉得某些人评判你或者给你施加压力，而你需要的则是更多公正的支持，试着告诉他们你的真实感受，用一种温和的、设身处地的方式。比如："我知道这不是你的本意，但是我已经感觉不好，似乎被压倒了，你对我所说的话让我感觉更糟了。我现在真正需要的是……"

如果这个人听取了你的建议并且调整了，你就找到了一个真正的守门员。如果她依旧坚持同样的话和语调，那么她就不属于你现在需要的支持体系。如果她为自己争辩或者对你很严肃，那你就是做了一件很重大的事情，把一个隐藏在身边毒害你的人赶走了。你可以像防瘟疫一样躲着她，不用再理会她评判性的言论。因为很明显，她只关心把她特有的观点强加于你。

既然我们已经有了各种各样的观点，现在我们要说说一小撮喜欢吵吵嚷嚷的人，他们试图让你难过。

## ● 边哺乳边工作是困难的

有的人没有像我这样读过一摞摞关于怀孕和哺乳的书籍，却告诉我乳头可能会流血。听到这种话，我总是很有挫败感。当我最开始上班泵奶时，感到自己完全没有做好准备，那时我也很有挫败感。当我生了第一个孩子时，给自己设定了要"完成"一年哺乳这个目标，而焦虑让我几乎抓狂。那时候我也很有挫败感（提示：我没有完成任务）。

尽管这本书严格说是关于泵奶和工作的，如果不写几行重申哺乳是艰辛的工作，我认为自己失职了。最开始的几天或者几周，身体经常是痛苦的，这并不是说总有宝宝舌系带过短、衔乳姿势不对等问题。（尽管有人告诉你宝宝的衔乳姿势是对的，但是如果疼痛持续或者恶化，你需要去咨询信任的哺乳专家。）

哺乳很耗时。不要让谁对你说哺乳是"免费"的——你花的时间也是有价值的！如果你喜欢设定目标，给自己施加压力以达到目标的人，哺乳经常会导致焦虑。

当然对许多女性来说，哺乳在许多方面又是很棒的。它是甜蜜的、暖心的，并且是只有你才能给予的。

哺乳虽然有许多益处，有许多甜蜜时刻，但是你的身体要日复一日随时待命。这令人疲惫不堪。认识到这一点是对的。此外加上工作和泵奶的压力，生活就更艰难了。比你更多的女性可能怀疑是该容忍哺乳，还是该彻底痛恨哺乳。

凯莉因为哺乳疼痛有过非常艰难的日子，她说道："什么联系？哺乳就等于把衣夹夹到我的乳头上四十分钟，每天十次。"她还告诉我："当有一天我决定停止哺乳时，我立刻觉得没有那么憎恨哺乳了，并且很高兴当妈妈。因为乳房如此疼痛，我甚至尝试给乳房放上圆白菜片。现在我一吃圆白菜就联想到哺乳。我很爱自己的孩子，可是他已经彻底毁了我的这道炒菜。"

不会因为你痛恨泌乳，宝宝喝的母乳品质就会下降。不会因为你喂奶时实在无聊看着电视，生宝宝就会觉得不太舒服。如果你已经决定了哺乳（或者泵奶），请给自己松绑，不要再有内疚感。

哺乳可能是困难的。我这么说过，因为必须有人这么说。我希望仅仅这么说出来，就可以帮助你更成功地达到自己的哺乳目标，因为我认为我说出这个事实不会让你跑出去大哭一场。

## ● 设定并达成哺乳目标是有价值的

有这么一小群"哺乳是最棒的"的倡导者，她们说这句话不是作为支持妈妈们的战斗口号，而是把它作为工具，以便自己可以爬到一个由沾沾自喜的妈妈们组成的金字塔顶端。

当我在哺乳和工作之间苦苦挣扎时，开始痛恨"哺乳是最棒的"的这句话。每次看到或者听到这句话时，我都会大声地用各种方式咒骂它，并且认为每一个说这句话的人都是混蛋。

我想（并且经常这么做了）大声喊道："我知道，少跟我啰唆这句话，因为我已经尽力了。"当我在哺乳和工作最艰难的时候，这句话听起来就像说："哺乳是最好的，而你做的是最差的。"我感觉自己就像一个失败的妈妈。

不过记住在哺乳这件事上，我们有一代人的认识差距。我们妈妈这一代受到的教育是科学和神奇的。配方奶粉既有益又方便。即便哺乳了，她们中的许多人没有哺乳太久。那时候没有广泛地宣传哺乳，所以它也没有在流行文化里出现太多。哺乳之所以变得重要，主要是因为主张"哺乳是最好的"这些人的宣传。我很感谢这些人，因为知道因为他们的努力让我看到了哺乳的价值并且愿意去尝试，然后又写了一本关于哺乳的书。

我知道如果一遍遍听到和看到"母乳是最棒的"这句话，即便它本身没有恶意，可是这句话开始让你感到你可能无法完成你为自己设定的目标时，就会让你感觉相当痛苦。如果有些人明显想让你难受而对你说这句话，那么这实际上就是欺负人。

在广义的欺负人这件事上，社交媒体是非常可怕的。哺乳这个领域也不例外。有的妈妈轻而易举（或者咬紧牙关）搞定了长期哺乳，就会在网上这么写道："如果你真的关心宝宝，你应该知道母乳是最棒的，你应该竭尽全力避免配方奶。"还有一些人是假怜悯的方式："我不是反对配方奶，我知道有很少一部分女性把配方奶作为最后的手段，当她们已经尝试了所有办法后，最后不得不用配方奶，所以我不会去评判这些妈妈。"含义是只有你累得半死，或者你的宝宝正在饥饿的边缘时，才被允许给你孩子喝配方奶。

达到哺乳目标有时候是妈妈们应该引以为豪的事情。如果你可以做到，并且它对你也有效，你的工作也允许你这么做，那你做了一件非常棒的事情。

但是并不是那些非常成功达到哺乳目标的妈妈就是更好的妈妈。她们也不是比别人更好。她们只不过是在做一件艰难的事情时取得了成功，这太伟大了。不幸的是，一小群自鸣得意的妈妈们让其他人——那些正在用自己的方式做自己的事情，并且不想羞辱其他人的妈妈们——感觉不好。

她们就是你中学那一小群女生的成人版，她们说你不能坐在她们的餐桌用餐，因为你还没有恋爱中的肢体接触，或者找其他借口。

如果你在外面碰到这些女性（还有一些男性），不要和她们交往，不要去关注她们，这正是她们所寻求的影响力。她们缺乏想象别人的生活可以与她们不同的能力，所以回应她们不会产生有建设性的讨论。


## ● 哺乳多久由自己做主

身体属于我们自己，我们才能做主说我们如何去使用或者不使用身体。可是许多哺乳妈妈最终不得不应对某些对她们的哺乳时间说三道四的人。

作为"你必须给孩子喂奶 × 个月"这一派，她们最有力的武器来自美国儿科协会的推荐（"一年或更长的哺乳时间是妈妈和孩子都期待的"）以及世界卫生组织（"建议纯母乳喂养六个月，然后可以添加辅食，继续哺乳到孩子两岁或者更大"）。朋友们，这些是建议，而不是法律。这些建议不是有意想伤害你的情感，也不是让你盲目服从，而不顾及每个人的具体情况。

而在"在哺乳行为变得怪异之前停止它"这一派，你可能受到一些个人意见的攻击，常见的是"如果宝宝自己可以说话，他肯定会说我太大了，不需要喝奶了"。还有一些婉转的方式，常见的有："他是不是有点大了，不需要喝奶了？"和"你怎么还在喂奶？"你可能会受到亲戚、陌生人，甚至同事的抨击，他们试图让你觉得自己正在做的这件完全正常的事也感觉不正常了，而正是哺乳才让我们人类延续至今。这些施暴者试图让你感觉自己像一个怪物。他们会说你是自私的，会让你的孩子陷入困境。你不是自私的。给孩子哺乳是完全自然而然的行为，哺乳没有截止日期。

欺负的另一种表现是，有些人认为关于这个话题的一些羞辱人的方式是错误的，可是对于自己参与的欺负人的另一种方式却处之泰然。

你知道吗？我过去也是这样的。我想让每一个人都不要介入给孩子断奶这件事。可是我觉得给一个学习走路的孩子喂奶是怪异的事情。然后我意识到自己蹒跚学步的孩子喂奶这件事一无所知。因为我自己从来没有这么做过，我正在扮演一个伪君子。我既然反对评判妈妈，那就应该贯彻到底。

所以，把这两条信息放在一起给你的启示是什么？在一段神奇的、难以捉摸的时间里，你给孩子喂奶的时间已经很长，足以让你成为一个好妈妈，但是时间没有长到让你成为一个怪人。

我会说管他呢，你哺乳（或者不哺乳）多久是你自己的事情。

为了支持你回击这些压力，我这里给你一整套回击两种说法的武器，有温和的也有蛮横粗暴的。提前准备好你的回应，这样你就不会措手不及而惊慌失措了。因为没有比十分钟后想出最好的回击更糟糕的事情了。

### 让你停止哺乳的压力

· "这个很艰难。不过我们会多坚持一点时间。"

· "我的医生说我继续哺乳挺好的，所以我会尽力做好。"

· "我想如果接下来的 18 年我们一直哺乳，我们就可以省下来他上学的饭钱。"

· "什么，让我放弃每天给孩子免费补充 500 卡路里的营养？"

· "我愿意，但是我老公咖啡里放什么呢？"

### 让你继续哺乳的压力

· "这对我是艰难的，所以谢谢你问我哺乳进展如何。"

· "我真不敢相信儿童保护机构的人怎么还没有出现。"

· "你也太爱多管闲事了吧。"

· "我会处理好的。现在，让我们谈谈你的乳房吧。"

## ● 妈妈不只是造奶机器

我想带你重回我刚生了第一个孩子后的那几个月。在和可恶的产后焦虑症较量一番后，我重返职场并且苦苦挣扎。我可以感觉到焦虑症的暗流更频繁地冲击我。我为给孩子提供充足的奶水这件事烦恼。我开始陷入了恐慌。

我给一个母乳喂养咨询师打电话，告诉她我之前都很成功，然后解释发生了什么。我实际上用了"我感觉自己快要淹死了"这句话。对于一个医疗领域的专家来说，这实际上是非常明显的红色警报。然后我说："我需要停止哺乳，希望听到你的建议，我想知道如何才能慢慢地给儿子断奶，这样我才不会得乳腺炎。"而她回应说："如果你不想让孩子得流感，你必须整个冬天给他喂奶。这只需要再喂五个月的奶。"

听到这些话，我当时感觉如此绝望。

这件事最糟糕的一面是，我当时特别脆弱，于是我同意按照她说的做。我的确给孩子喂奶度过了流感季节，但是这么做的时候我不在状态。回头看看儿子生病的那段时间，我充满了遗憾。因为我没有全部投入。当时我全身心投入工作，疯狂地出差，只要做到有奶喝就可以了。当时继续哺乳对我而言不是一个正确的决定，但是因为我按照这个母乳喂养咨询师认为适当的时间段给孩子哺乳了。我敢保证，她肯定会认为她的介入是成功的。

等等，我收回刚才说的话。这件事最糟的一点是，这个咨询师是一个医学专家，而她却公然无视我的身体预警。她也是一个人，对面站着另一个活生生的、受到了惊吓和伤害的人。她甚至没有把我的存在和我的情感，当作整个画面里存在的一部分。

对于这个女性来说，我就是给孩子提供母乳的一个系统。只要我可以继续制造那种液体黄金，无所谓自己是不是崩溃了。

我是不是应该认为这个女性代表了大多数哺乳咨询专家？完全不是，只不过我的运气不好，遇到她成为支持我的第一道防线。如果你是当时的我，感觉她就像母乳喂养的代言人，根本没有容我反对的空间。

多年以后，受我写此书时采访过的众多妈妈们的故事启发，我写了一篇博客文章，在网上广为流传。这是写给高高在上的哺乳专家们的公开信。我请求他们把新手妈妈看作一些脆弱的人，并且只是把她们看作活生生的人。我试图解释，当你在世界上的重要性被压缩到只是制造乳汁时，你的感受如何。在这一刻，制造乳汁会让你感到恐惧。

在信里，我再三声明我知道大多数支持哺乳的团体出发点是好的。我只是请求他们了解一下个体的实际情况，并且去理解我们，而不是要求我们必须达到他们制定的黄金哺乳标准。

一些哺乳专家对我这篇博文的回应令人惊喜。一些人说他们从一个新的角度看待自己的客户正在经历什么。许多人申明他们开展的哺乳支持工作已经按照把客户看作"一个整体有机的人"这种方法而进行着。

不过，我也的确遇到了一些网络暴力：一些人就这个话题这么对我说：

·"我的工作是帮助你母乳喂养。我不是一个人生教练、一个治疗师、一个精神导师、你的伴侣、你的妈妈。"

·"全是一堆令人厌恶的、自私的、以自我为中心的胡扯。"

·"听起来好像她把自己的内疚归结于别人并指责别人。"

·"如果你想得到关于使用配方奶的帮助，请咨询儿科大夫。"

·"这是适者生存理论，头脑更理智的妈妈生的孩子当然更有优势。"

万一你没有领会最后一个评论的意思，我解释一下：那个女性认为我是一个特别糟糕的妈妈，因此我的孩子在进化论看来就处于劣势，因为他没有喝到足够多的母乳。达尔文的物竞天择理论最终会淘汰像我这样的一类人，然后地球上只剩下像她这样更高级的人种。

我真希望有一个时光穿梭机，可以让我返回我给那个哺乳顾问去电话的那天。我会对那个破损的自己说，挂掉电话，重新找一个顾问。这样她可以把我看作一个人的有机体，而不是一个制造乳汁的系统，存在一些碍事的情感问题。这样善解人意的专家有许多，可惜那时候我并不知道。

## ● 上班族妈妈同样值得尊敬

这个比较有趣。

"我愿意去上班，但是我不能给其他帮我看孩子的人付工资。"

"如果可以一整天离开你的孩子好好休息，一定很棒。"

"他们在托儿所从8点待到下午6点，对婴儿来说，这个时间太长了！"

"做一个非全职的妈妈一定很有趣。"

我不知道爸爸们听到这些话的机会有多少？

大多数职场妈妈上班的原因是出于家里的生计需要。有些妈妈上班是为了让她们的女儿和儿子看到，女性的职业生涯也可以成功。一些职场妈妈上班是因为她们感到充实。这三个理由都成立。

这些上班妈妈中的每一位——你猜到了——对她们的孩子来说都是百分之百的妈妈，不比那些一直和孩子待在家里的妈妈差。

如果你听到某人想用上班这件事来羞辱你，我会对你说：去阻止他们。你正在做的事情可以满足你生活里的一个重要需求。即便你的孩子离家上了大学，忙着玩倒立从啤酒桶喝瓶酒的游戏，顾不上给你打电话，你还是希望继续这么做。

这是我就此事想表达的。

## ● 找到一些支持你哺乳的朋友

请不要让这些混蛋令你心情沮丧。我重复一遍：这样的人并不多，只是偶尔会让你有这种负面感觉。在你生活的每个层面，你需要真正的朋友来抵御这些负面感受。

这些人会在你哺乳遇到困难的时候（几天、几周）给你打气，会在恰当的时候给你端来一大杯冰水。她们会帮助你冲洗吸奶器的配件，会提醒你做一个职业女性并不会改变你是好妈妈这个事实。她们会倾听——真正倾听——你的感受，倾听泵奶和哺乳对你是否合适。

如果她们真正支持你，就不会有先入为主的看法，询问你是否应该哺乳，何时、哪里、怎样、多久哺乳这样的问题。她们会倾听你准备哺乳的目标，会支持你调整这些目标，因为她们相信你有能力为自己和孩子做出正确的决定。她们也会关注你的精神健康，会把精神健康当作一个严肃的问题看待。

如何找出谁是支持你哺乳的朋友？其实很简单，根据我的经验，就她们在这个话题上的表现，只需要你问自己三个问题。

1. 这个人是否避免告诉你"应该"或者"不应该"做什么？

朋友会提醒你有能力做什么事情，帮助你考虑你可以或者可能做什么。如果是医学专家则是例外，她们会基于已经证实的医学事实告诉你（比如"你不应该把母乳用微波炉加热"）。真正的朋友会帮助你应对精神状态的问题（比如"你不应该对自己如此苛刻"）。

2. 当别人像混蛋那样对待你时，这个人是否支持你？

比如，当其他人看到你在公共场合哺乳而说三道四时，她是不是冲这些人翻白眼？当你的伴侣、父母、老板或者其他人因为孩子的喂养而让你心情糟糕时，她是不是让你吐苦水？如果这样，她就是你的朋友！

3. 这个人是否看到你作为整体一个人的价值？

这个很重要。人们需要真正理解哺乳仅是新手妈妈面对的复杂画面中的一部分。这个画面里有生活的巨大变动（或许是我们经历过的最大变动，但还不及将来我们最终离开世界那么巨大）。对我们这些职场妈妈来说，变动还包括重返职场这件事。

朋友们知道你作为一个独立的人很重要。只不过这个人解开文胸时，她的乳房正好可以喷出乳汁。他们懂你。你的精神和身体健康都很重要，你本身就是重要的存在。他们知道你需要许多支持，帮助你渡过新手妈妈的难关。他们还可以帮助你尝试一下哺乳。他们认为是否哺乳和哺乳多久不是定义你作为一个妈妈或者一个人的因素。

这是一位最好的支持你哺乳的朋友。你需要去寻找这样的朋友，因为他们可以一次次节省你的时间。我还会再说一次：接受你的人超过欺负你和羞辱你的人——只不过欺负你的人要喧闹得多。如果你的确遇到一些令人不快的人，就想象我站在那里疯狂地向你挥手，让你离开那个鬼地方，去找看重你作为人的价值的朋友——他们是名副其实的朋友。他们就在那里等着你。坚持让这样的人走进你的生活，就当作给你自己的一个礼物。

## ● 我们和你在一起

当你动身去攀爬这座古老的高山时，我只想让你再做一件事：想象着我们——一群职场妈妈伙伴们——爱你。

我们也在那里，感到内疚同时感到骄傲。

我们和你坐在一起，看到你待在储物间，吸奶器晃悠悠地放在你的膝盖上，正在手机里写一封邮件。

我们和你一起跑过办公室、学校、法庭、医院大楼。开会要迟到了，但是你需要先把母乳放到冰箱里，而冰箱却离集乳室如此之远。

我们也和你一起经历那个令人讨厌的瞬间。你把母乳泼洒到键盘上，到处都是（告诉 IT 部门那是咖啡）。

当你到了办公室，发现只带了一半的泵奶配件时，你的心都凉了，那一刻我们也和你在一起。

当你达到一个哺乳的里程碑，而你之前从没想到自己可以做到，我们为你欢呼。

当你在商店第一次买一小罐配方奶粉时，你在走道里哭了，我们在你身旁；当你的宝宝第一次喝配方奶时，我们在你身旁；我们在你耳边小声说这是可以的、挺好的，你和昨天一样，还是同一个棒棒的妈妈。

我们分享你每天晚上那个安静的时刻。那时你给宝宝的奶瓶里装上你要喂给他的东西，做好第二天的准备。

当孩子们都上床了，我们向你举起一杯酒，在其中一个宝宝开始哭之前享受那幸福的五分钟。

　　我们如此为你而骄傲，你作为一个职场妈妈，尝试着兼顾哺乳和工作。我们迫切地想听到你在这个旅途中战斗和成功的故事。


## ● 背奶是神奇的

　　现在到那里去，把一个机器放在你身体最敏感和隐私的地方，让神奇发生吧。你是一个战士。你是一个坏蛋。你是一个职场妈妈。这是一件神奇的事情。

　　如果你在街上看到我们中的一个，在机场或者在火车上（你可以通过我们的背奶包认识我们的，那个包"看起来像一个公文包"），就知道我们和你在一起。我们筋疲力尽。裤子上有已经干了的乳汁。我们已经在自己以为不可能泵奶的地方泵奶。我们认为这令人惊叹。

# 18 有关背奶的资源库

    如果你在寻找我，可以在网上找到我，我在网上写关于当代父母、哺乳等方面的文章。

    关于这本书以及相关的内容可以在 www.workpumprepeat.com 网站找到。你也可以在脸书上找到我（www.facebook.com/JessicaShortallWrites），我希望在这里听到你自己的战斗故事和消息。我还会定期写博客，网址是 www.italkaboutboobs.wordpress.com。和职场泵奶相关的内容，我在推特的用户名是 @PumpAtWork，其他内容的推特用户名是 @jessicashortall。我也会做一些公开演讲（主题演讲、毕业演讲、研讨会、培训会），主题包括改变世界、妇女和女孩、领导力以及当代的母亲角色。你可以在这个网址（www.jessicashortall.com）找到我公开演讲的更多内容，以及其他和工作相关的内容。

    本章的大部分资源在网上可以找到。一旦法律和社会环境有了变化，一些活跃并且信誉好的机构就会定期管理和更新网站信息。因为网站域名都很长，如果你用域名搜不到，我也列出了在谷歌搜索这些机构的关键词。

## ● 法律权利

### 美国哺乳委员会
· 州和国家关于工作和哺乳的法律

· 改变州和联邦法律的活动

· www.usbreastfeeding.org

### 全美州议会联合会
· 州法律关于哺乳的所有信息

· www.ncsl.org/research/health/breastfeeding-state-laws.aspx

· 谷歌搜索：全美州议会联合会 哺乳

### 美国劳工部
· 关于情况说明和资源的信息和链接

· www.dol.gov/whd/nursingmothers

· 谷歌搜索：美国劳工部 休息时间 哺乳母亲

## ● 改变你的办公场所

### 疾病管理和预防中心
· 支持哺乳项目有一个工作时创建哺乳支持计划的工具包

· www.cdc.gov/nccdphp/dnpao/hwi/toolkits/lactation

· 谷歌搜索：疾病管理和预防中心支持哺乳项目

**womenshealth.gov**（译者注：美国公共健康与社会福利部的网站）

· 在这个网站哺乳资源下面的哺乳案例这一部分，找到"政府在行动"的内容

· www.womenshealth.gov/breastfeeding

· 谷歌搜索：办公室　女性健康　案例　哺乳


## ● 挑选一个吸奶器

**美国农业部**

· WIC（美国妇幼营养补助计划）涵盖了一些吸奶器型号，有些符合规定的妈妈可以申请帮助。这个计划的具体实施由每个州来管理，每个州的办公室都有自己的网站。如果你在网上找不到相关信息，可以给办公室打电话询问。

· www.fns.usda.gov/wic/women-infants-and-children-wic，上这个网站可以找到各个办公室的联系电话表，包括每个州的母乳喂养协调人的联系方式。

· 谷歌搜索：(州的名字)WIC 哺乳

**网上关于吸奶器的评价**

· www.consumerreports.org/cro/breast-pumps/buying-guide.htm

· www.breastpumpcomparisons.com

· 在亚马逊网站上查看关于各种吸奶器的评价

## ● 哺乳和旅行

### （美国）运输安全管理局

·美国运输安全管理局负责管理机场安全。它们网站关于携带吸奶器和母乳旅行的信息不明确。但是你可以把以下链接的网页内容打印出来随身携带。

·www.tsa.gov/traveling-formula-breast-milk-and-juice

·谷歌搜索：美国运输安全管理局　哺乳

## ● 常见的哺乳支持

为了了解哺乳支持方面的整体情况，我得到了罗宾·罗奇–波尔的帮助（护理学专家、美国注册护士、国际认证哺乳咨询顾问）。罗宾是《穿着战斗靴哺乳》这本书的作者，曾经是海军的机械师。罗宾是这么解释的：

"一个IBCLC（国际认证哺乳咨询顾问）也被称作哺乳顾问，要接受最高水平的教育和培训。因此当妈妈们遇到哺乳困境时，他们具备知识和技能去帮助这些妈妈们。

"要获得这一资格，申请人必须通过严格的国际考试。为了具备考试资格，他必须要接受过高等教育（通常有一个四年制教育的文凭），还要有数千小时服务于哺乳妈妈们的经验。为了长期持有这个证书，他必须参加各种会议，获得继续教育学分。国际认证哺乳咨询顾问们通常都有自己擅长的领域（比如职场妈妈、唇腭裂儿童）。他们根据服务内容来收费。

"认证哺乳顾问或者培训师（CLC 或者 CLE）要参加一个或数个短期的哺乳课程，可能拥有一个地方或者国家级别的证书，认证哺乳顾问可以教妈妈们学习哺乳知识并且帮助她们解决一般性的问题，但是对于复杂的问题，他们或许有，也可能没有专业知识来帮助你。

"美国母乳喂养顾问机构和国际母乳会由一群妈妈们组成。她们至少哺乳了九个月到一年，参加过强化课程，并通过冗长的认证过程。这两个机构都是由志愿者组成。她们通过推动每月的帮扶群体会议和电话、邮件的咨询方式，来提供同伴支持。

"美国妇幼营养补助计划同伴顾问是一些已经享受了 WIC 福利的妈妈，并且她们也母乳喂养了孩子。她们接受了强化训练，提供同伴咨询，可以帮助解决常见的哺乳问题。"

《穿着战斗靴哺乳》：这本书以军队中的哺乳女性为对象，是指导她们如何成功母乳喂养的生存指南。

·罗宾·罗奇－波尔这本特别棒的书推荐给消防员、执法人员、急诊医生，以及任何需要在办公室以外的工作地点长期换班的女性。

·www.breastfeedingincombatboots.com

如需在网上了解哺乳支持的相关信息，请试试以下资源：

**www.kellymom.com**

· 关于哺乳的普通建议

· 怀孕和哺乳期间的药物安全

**国际母乳会**

·国际母乳会支持小组的列表

·许多常见哺乳问题的信息

·www.llli.org

**哺乳顾问名录**（www.uslca.org/home）

·全球国际认证哺乳咨询顾问名录：www.ilca.org

**美国母乳喂养网站**（www.breastfeedingusa.org）

·与职场妈妈有关的文章和资源

**www.lowmilksupply.org**（译者注：针对泌乳量较少女性的网站）

·这是为了帮助泌乳量较少的女性，由哺乳顾问运营的网站

● 应用服务

这个名录可能不全面，但是这些 APP 对于一个职场哺乳妈妈来说，可能非常有用：

·妈妈哺乳站定位器（Mamava Lactation Station Locator）

·哺乳解决方案：来自国际泌乳顾问的实用建议（Breastfeeding Solutions）

·哺乳数据库：关于处方药和哺乳的信息（LactMed）

·工作泵奶：跟踪每天消耗的母乳和储量的总和（Pump@work）

·母乳管家：跟踪泵奶时间、出奶量，以及你在不同地方的储奶量（Milk Maid）

·哺乳中心：由哺乳顾问回答问题，并且有找到哺乳专家的定位系统（Breastfeeding Central）

·需求医生：可以由包括哺乳顾问在内的医疗专家提供付费咨询（www.doctorondemand.com）

# 译后记：请给母爱一个包容的空间

我翻译此书，思绪一直沉浸于自己十年前的泵奶时光。夜深人静，一人独自坐在台灯下，用手动吸奶器一下一下地吸奶，累得颈椎酸痛、虎口发麻，直到泵出了够宝宝需求量的一顿奶，才心满意足地躺下睡觉。可是不一会儿又被小家伙的哭闹声吵醒了。那一年，白天黑夜对我来说区别不大，每天都处于昏昏欲睡的状态。现在回想起来，让我咬紧牙关坚持下来的动力，就是世间伟大的母爱吧。

当朋友推荐我翻译此书时，一看书名我就很感兴趣。因为十年前泵奶时信息有限，自己也没有时间上网，吃了不少苦头，走了不少弯路。这本书将泵奶、背奶有关的各种实用知识加以辑录。它既存有作者肖托尔哺育两个孩子的宝贵经验，还辑选采访过的几百位妈妈们的现身说法，再加上专业的医生、母乳喂养咨询师们把关，不愧是妈妈们重返职场，继续哺乳的生存指南。

尽管这本书的写作背景是美国，但是我发现，哺乳妈妈们面临的问题完全没有国界之分！

工作场所母婴室的缺失、厕所挤奶和溢奶的尴尬、产后情绪的失衡……所有这些都让我感同身受。作者现身说法，在技术层面告诉我们如何泵奶、背奶（包括外出开会出差时、在陌生环境里、在飞机上如何泵奶），以及出现各种突发情况的应急方法等。本书将回答泵奶、背奶过程中的所有问题，并且给你继续背奶的信心。肖托尔采访了数百位职场妈妈们，她们的亲身经历也为本书增色不少。

　　除此之外，肖托尔视野宽广，探寻了哺乳期间面临的各种心理困扰的应对方式，以及如何处理复杂的人际关系。比如，如何在背奶期间和公司的上司、同事相处？如何与上司和人事部门谈泵奶这个尴尬的话题？肖托尔采访了许多人事部门负责人，可以让妈妈们处理此类困扰时更周全。另外，她还设计了许多邮件和谈话模板，方便妈妈们参考使用。

## ● 哺乳路上的"拦路虎"

　　在翻译的过程中，我发现美国和中国在哺乳和背奶问题上有如此多的相似性！

### 法律法规的缺失和执行难

　　作者查阅了美国联邦和各个州的立法，发现关于哺乳的法律条文不明确，许多州的相关规定各不相同，执行层面缺少约束力。为了翻译此书，我查了中国的《女职工劳动特别保护规定》，第 9 条规定："用人单位应当在每天的劳动时间内为哺乳期女职工安排 1 小时哺乳时间。"而第 10 条规定："女职工比较多的用人单位应当根据女职工的需要，建立女职工卫生室、孕妇休息室、哺乳室等设施，妥善解决女职工在生理卫生、哺乳方面的困难。"

　　虽然有规定，但是在实际生活里执行并不到位。设立哺乳室的单位在中美两国都是凤毛麟角。

**办公室泵奶的尴尬**

这种尴尬也是中美共有的。

某报纸曾对157位职场新手妈妈的哺乳状况进行调查，其数据显示，每个工作日有三成的妈妈，是在厕所完成挤奶的——母乳喂养的尴尬由此凸显。而大洋彼岸的美国，许多妈妈们也是不得不在厕所为宝宝造出"口粮"。这条重要的"母乳生产线"却没有像样的"生产车间"。妈妈们许多时候是四处打游击，将就泵奶。

**泵奶公共场所凤毛麟角**

用大衣遮挡或者让家人掩护、抱着孩子躲到气味难闻的厕所……很多初为人母的年轻女性在公众场合哺乳时，有过这种尴尬的遭遇。

这种情况不仅存在于中国。美国作为一个发达的资本主义国家，也存在这种情况，而且情况并不比中国好！肖托尔和被采访的妈妈们在各种各样的地方泵奶：车里、厕所、储物间，尴尬、紧张总是伴随着她们。

2015年年底，"地铁哺乳照"事件引起广大网友的热议。由于目前我国大多数城市的公共场所母婴室设施并不完善，甚至许多场所还未设立母婴室，越来越多的育龄妈妈们在公共场合频频遭遇"哺乳"尴尬现象。因此设立更多公共场所的母婴室的确是一件任重而道远的事情。

## ● 妈妈们的心理安慰剂

根据肖托尔和其他妈妈们、专家们的经验，此书对泵奶和背奶过程中的各种问题进行了详细解答，设身处地为妈妈着想，而不是空喊口号。比如她虽然哺乳，但是提倡让宝宝早日尝试配方奶，以免泵奶不足或者出现意外情况，这样就可以大大降低妈妈的焦虑。

肖托尔更从心理学角度关心母亲和宝宝在哺乳期的心理波动。比如，母亲重新工作前如何让宝宝慢慢适应瓶喂。她还多次强调要严肃对待产后情绪障碍，尽早找哺乳专家咨询解决问题。

你可以从字里行间体会到作者的幽默、洒脱和旷达，机智化解所有的突发事件。肖托尔像邻家大姐或者好朋友一样唠叨家常，爆出自己的糗事，让你一笑了之，也学到了窍门。她反复强调：你作为妈妈的价值不是用盎司可以衡量的。

这本书不仅提供丰富的知识，还给许许多多普通人以思考和启迪。你可以从中了解背奶妈妈们的艰辛和承受的各种压力，以及不为人知的酸甜苦辣。

她们可能是你的妻子或同事。她们是普通的上班族，可是上班对她们来说却比普通人辛苦得多，压力、委屈、尴尬伴随着每一天。她们是背奶妈们。她们可能从来无法参加办公室的各种聚会，要用最快的速度回家喂奶……为了让宝宝们得到天然的营养，也为了延续自己的职业理想，她们付出、忍耐，日复一日，年复一年，只为让宝宝们喝上这一口最安全、最放心、最有营养的母乳。请支持她们、关爱她们。因为我们都有母亲，我们也会拥有子女。请给母爱一个包容的空间……

朱晓琳

2017 年春

图书在版编目（CIP）数据

背奶可以很轻松：新手妈妈高质量哺乳、重返职场指南 /（美）杰茜卡·肖托尔
（Jessica Shortall）著；朱晓琳 译 —北京：东方出版社，2017.6
书名原文：Work. Pump. Repeat.: The New Mom's Survival Guide to Breastfeeding and
Going Back to Work
ISBN 978-7-5060-9708-6

Ⅰ.①背…　Ⅱ.①杰…　②朱…　Ⅲ.①母乳喂养—基本知识　Ⅳ.① R174

中国版本图书馆 CIP 数据核字（2017）第 127928 号

Copyright © 2015 Jessica Jackson Shortall

Published in 2015 by Abrams Image, an imprint of Harry N. Abrams, Inc.

（All rights reserved in all countries by Abrams, Inc.）.

版权合同登记号：01-2017-2818

**背奶可以很轻松：新手妈妈高质量哺乳、重返职场指南**
（BEINAIKEYIHENQINGSONG：XINSHOUMAMAGAOZHILIANGBURU、CHONGFANZHICHANGZHINAN）

作　　者：［美］杰茜卡·肖托尔
译　　者：朱晓琳
责任编辑：戴燕白
出　　版：东方出版社
发　　行：人民东方出版传媒有限公司
地　　址：北京市东城区东四十条 113 号
邮政编码：100007
印　　刷：北京联兴盛业印刷股份有限公司
版　　次：2017 年 8 月第 1 版
印　　次：2017 年 8 月第 1 次印刷
开　　本：880 毫米 × 1230 毫米　1/32
印　　张：7.5
字　　数：170 千字
书　　号：ISBN 978-7-5060-9708-6
定　　价：39.80 元
发行电话：（010）85924663　85924644　85924641